国家卫生健康委员会疾病预防控制局　指导

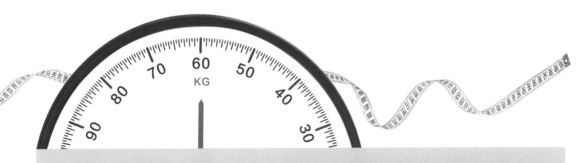

中国成人超重和肥胖
预防控制指南 　2021

《中国成人超重和肥胖预防控制指南》修订委员会　编著

U0199450

人民卫生出版社
·北　京·

图书在版编目（CIP）数据

中国成人超重和肥胖预防控制指南 . 2021/《中国成人超重和肥胖预防控制指南》修订委员会编著 . —北京：人民卫生出版社，2021.9（2023.11 重印）

ISBN 978-7-117-31970-6

Ⅰ.①中… Ⅱ.①中… Ⅲ.①肥胖病 – 防治 – 中国 – 指南 Ⅳ.①R589.2-62

中国版本图书馆 CIP 数据核字（2021）第 168890 号

| 人卫智网 | www.ipmph.com | 医学教育、学术、考试、健康，购书智慧智能综合服务平台 |
| 人卫官网 | www.pmph.com | 人卫官方资讯发布平台 |

中国成人超重和肥胖预防控制指南（2021）
Zhongguo Chengren Chaozhong he Feipang
Yufang Kongzhi Zhinan (2021)

编　　著：《中国成人超重和肥胖预防控制指南》修订委员会
出版发行：人民卫生出版社（中继线 010-59780011）
地　　址：北京市朝阳区潘家园南里 19 号
邮　　编：100021
E - mail：pmph @ pmph.com
购书热线：010-59787592　010-59787584　010-65264830
印　　刷：北京顶佳世纪印刷有限公司
经　　销：新华书店
开　　本：787 × 1092　1/16　　印张：3.5
字　　数：70 千字
版　　次：2021 年 9 月第 1 版
印　　次：2023 年 11 月第 2 次印刷
标准书号：ISBN 978-7-117-31970-6
定　　价：30.00 元

打击盗版举报电话：**010-59787491**　E-mail：**WQ @ pmph.com**
质量问题联系电话：**010-59787234**　E-mail：**zhiliang @ pmph.com**

指导单位

国家卫生健康委员会疾病预防控制局

牵头单位

中国疾病预防控制中心营养与健康所

参与单位（按单位名称拼音排序）

北京大学公共卫生学院

北京大学临床研究所

北京大学运动医学研究所

北京协和医院

北京中日友好医院

广东省疾病预防控制中心

国家食品安全风险评估中心

国家体育总局体育科学研究所

吉林省疾病预防控制中心

上海君石生命科学研究院

上海市第六人民医院

深圳市慢性病防治中心

深圳市预防医学会

新探健康发展研究中心

中国疾病预防控制中心慢病中心

中国营养学会

中华预防医学会

《中国成人超重和肥胖预防控制指南(2021)》指导委员会

陈君石　中国工程院　院士

　　　　上海君石生命科学研究院　院长

王陇德　中国工程院　院士

常继乐　国家卫生健康委员会疾病预防控制局　局长

吴良有　国家卫生健康委员会疾病预防控制局　副局长

孔灵芝　中国癌症基金会　副理事长兼秘书长

《中国成人超重和肥胖预防控制指南(2021)》修订委员会

主 任 委 员　赵文华　中国疾病预防控制中心营养与健康所

副主任委员　王京钟　中国疾病预防控制中心营养与健康所

　　　　　　　吕　筠　北京大学公共卫生学院

　　　　　　　杨晓光　中国营养学会

　　　　　　　李可基　北京大学公共卫生学院

　　　　　　　丁钢强　中国疾病预防控制中心营养与健康所

委 员(按姓氏拼音排序)

白光大　吉林省疾病预防控制中心
常翠青　北京大学运动医学研究所
陈　伟　北京协和医院
陈晓荣　中国疾病预防控制中心慢病中心
贾伟平　上海市第六人民医院
李光伟　北京中日友好医院
刘小立　深圳市预防医学会
王　梅　国家体育总局体育科学研究所
王慧君　中国疾病预防控制中心营养与健康所
王玉英　中国疾病预防控制中心营养与健康所
武阳丰　北京大学临床研究所
徐　健　深圳市慢性病防治中心
张　坚　中国疾病预防控制中心营养与健康所
张永慧　广东省疾病预防控制中心

秘书组(按姓氏拼音排序)

丁心悦　中国疾病预防控制中心营养与健康所
李嘉琛　北京大学医学部
王　慧　原国际生命科学学会中国办事处
杨　鹏　上海君石生命科学研究院
余　倩　北京师范大学社会发展与公共政策学院

肥胖本身是一种由多因素引起的慢性疾病,同时还是心血管疾病、高血压、糖尿病、某些癌症等许多慢性病的重要危险因素。超重和肥胖在全球范围内的流行程度日趋严重。据世界卫生组织统计,1975—2016年全球肥胖人数增长近三倍,2016年全球有超19亿超重成人,6.5亿肥胖成人。《中国居民营养与慢性病状况报告(2020年)》显示,近年来我国18岁及以上居民超重率和肥胖率分别为34.3%和16.4%,与2002年的22.8%和7.1%相比显著上升。超重和肥胖可引发一系列健康、社会和心理问题,给个人、家庭和社会造成沉重的负担,因此超重和肥胖的防治工作已成为公共卫生的重要内容。

近年来为提高人民健康水平,我国政府高度重视肥胖与慢性病防治工作。《"健康中国2030"规划纲要》提出"普及健康生活、完善健康保障、建设健康环境,把健康融入所有政策"。《健康中国行动(2019—2030年)》倡导"健康生活方式,合理膳食,科学运动",把持续减缓我国居民的肥胖增长率作为健康中国行动的主要目标。《中国防治慢性病中长期规划(2017—2025年)》把控制体重作为慢性病防治的重要举措之一,包括提倡树立健康体重的理念,保持合理体重;在促进形成健康的行为和生活方式的指导原则下,开展"三减三健"(减盐、减油、减糖、健康口腔、健康体重、健康骨骼)主题行动。积极预防和控制超重和肥胖,是改善居民健康状况、提高居民健康期望寿命和生活质量的重要途径。

为了更有效地推动和促进各项政策的实施,国家卫生健康委员会疾病预防控制局委托中国疾病预防控制中心营养与健康所牵头成立《中国成人超重和肥胖预防控制指南》(以下简称《指南》)修订委员会，对 2003 年发布的《中国成人超重和肥胖症预防控制指南》进行修订。修订委员会汇集全国不同领域、学科和机构的专家，根据我国成人超重和肥胖的防控现状，收集整理我国人群的研究资料，为超重和肥胖判定标准的补充提供了重要证据。

《中国成人超重和肥胖预防控制指南(2021)》将在我国超重和肥胖的防治工作中，为争取全社会的关注与支持、促进多部门协作、调动社会和个人参与防治的积极性、营造有利的社会环境提供科学的、有效的、实用的防控措施和方法。本《指南》的目的一方面是帮助医院、公共卫生机构和基层医疗卫生机构从业人员提高对超重和肥胖的认识、了解超重和肥胖开展防治的现行策略和措施，另一方面也可供有一定知识水平的个人作为体重管理的参考。

国家卫生健康委员会疾病预防控制局
2021 年 7 月

成人超重率和肥胖率在全球范围内急速增长,已成为严重的公共卫生问题。随着社会经济的发展和生活方式的改变,我国成人超重和肥胖问题日趋严重。根据中国居民营养与健康状况监测数据,中国成人超重率从 2002 年的 22.8% 上升到 2012 年的 30.1%,年平均增速为 2.8%;肥胖率从 2002 年的 7.1% 上升到 2012 年的 11.9%,年平均增速为 5.3%。《中国居民营养与慢性病状况报告(2020 年)》显示,2015 年我国 18 岁及以上居民超重率和肥胖率分别为 34.3% 和 16.4%,与 2012 年相比,超重率和肥胖率的年平均增速分别为 4.5% 和 11.3%,表明近年来超重率和肥胖率的增加速度都明显加快。

越来越多的研究表明,超重和肥胖是心血管疾病、2 型糖尿病、高血压、许多癌症的直接危险因素,被世界卫生组织列为导致疾病负担的十大危险因素之一。2010 年中国城乡居民超重和肥胖所造成的主要慢性病合计经济负担高达 907.68 亿元,占主要慢性病经济负担的 42.9%,中国城乡居民超重和肥胖所造成的经济负担呈上升趋势,占 2010 年卫生总费用的 4.5%,因此预防和控制超重和肥胖已经刻不容缓。积极、有效地实施超重和肥胖防控措施,不仅可以减缓超重和肥胖的发展趋势,还可以提高国民健康水平,减轻肥胖相关慢性病的疾病负担,助力健康中国建设目标的顺利实现。

2002 年,由陈春明教授带领的原中国肥胖问题工作组完成了《中国成人超重和肥胖症预防控制指南(试行)》的编写工作。该《指南(试行)》于 2003 年由卫生部疾病控制司正式发布,在指导我国成人肥胖防控工作中发挥了重要作用。随着时间的推移,国家新发布了许多相关政策,同时影响我国超重和肥胖的主要因素逐渐发生变化,原《指南(试行)》已不适应现在的需要。为此,2018年5月,国家卫生健康委员会疾病预防控制局委托中国疾病预防控制中心营养与健康所组织《中国成人超重和肥胖症预防控制指南》的修订。

由中国疾病预防控制中心营养与健康所负责组建修订委员会,委员会成员包含全国多领域、多学科、多机构的专家。为了保证修订工作的科学性和可行性,多次组织专家咨询会、专家研讨会,确定本次修订的内容和方法。参考中国慢性病前瞻性研究最新结果,为我国超重和肥胖的判定标准提供充分证据。通过广泛征求政府主管部门、大专院校、疾病预防控制系统、临床和社区医疗卫生机构的营养学专家、体育科学专家、临床和社区医生以及疾病预防控制专业工作人员的意见,完成指南的修订工作,形成《中国成人超重和肥胖预防控制指南(2021)》。

本《指南》旨在明确我国成人超重和肥胖判定标准的可靠性,理清实施成人超重和肥胖的预防控制流程,针对不同人群提出相应的防控策略和措施。《指南》共分为五章:第一章阐述超重和肥胖的定义和判定标准,并提供相关证据;第二章介绍全球及我国成人超重和肥胖的现况和流行趋势;第三章阐述超重和肥胖的形成原因和影响因素;第四章介绍超重和肥胖对成人健康的危害;第五章介绍超重和肥胖的干预策略和措施。为了便于指南的实施,在归纳总结以往干预工作的经验基础上,同时在附录中介绍了一些通过膳食管理和增加身体活动防控超重和肥胖的具体实例。

与原《指南(试行)》相比,本《指南》内容更丰富,涵盖范围更广,防控流程更清晰,防控措施更具针对性和有效性。本《指南》强调证据和依据的科学性、可靠性,注重干预措施和方法的合理性、可行性,将为我国开展成人超重和肥胖防控工作提供技术指导,为个人、家庭、社区以及各级医疗卫生机构做好超重和肥胖的监测和管理提供科学的、切实可行的措施。《指南》修订工作得到国家卫生健康委员会疾病预防控制局的指导和项目支持,特此表示感谢。

目前关于成人超重和肥胖防控的相关研究进展迅速,将会涌现更多更新的干预措施,待今后收集更多更充实的科学证据之后进行补充,本次修订工作限于时间、水平和经验,难免存在不足之处,望各界专家和广大读者予以指正。

《中国成人超重和肥胖预防控制指南》修订委员会

2021 年 7 月

目 录

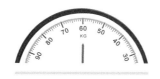

1

超重和肥胖的判定标准

1948 年,世界卫生组织(WHO)将肥胖列入疾病分类名单(肥胖,Obesity ICD:E66.9)。2020 年,WHO 对超重和肥胖的定义是:可损害健康的异常或过量脂肪累积。体质指数(body mass index,BMI)是衡量肥胖程度的常用指标。超重不仅是肥胖的早期表现,还是肥胖形成的重要阶段,同时也是预防肥胖的关键时期。

超重和肥胖是由于体内脂肪细胞的体积或数量增加造成脂肪堆积,体内脂肪重量占体重的百分比异常升高。如果脂肪在某些局部过多沉积,如在腹腔内或脏器周围蓄积过多,则被称为"中心型"或"向心性"肥胖。无特殊病因的情况下,体内脂肪过量积累或分布异常均会影响人体代谢功能,是多种慢性病的重要危险因素。

人的体重主要包含体内水分、骨骼、肌肉、脂肪和内脏等的重量。一般成人不仅内脏、骨骼和肌肉的重量不会显著增加,而且体内水分也随内脏和肌肉稳定达到相对平衡状态。因此人的体重水平与身体中脂肪含量密切相关。对人体外表的观察通常可以大致估计肥胖或消瘦的程度,但无法定量评价。BMI 和腰围(waist circumference,WC)是评估超重和肥胖程度最实用的人体测量学指标,常用于人群超重和肥胖的筛查。但 BMI 不能区分体内水分、骨骼、肌肉和脂肪的多少和分布情况,在评价肥胖程度或类型时存在一定的局限性。

如需对肥胖程度或类型进行明确诊断,还要通过 CT、磁共振、双能量 X 线等专业设备测量人体中的脂肪分布和重量,或身体中脂肪的百分含量。由于设备和检测费用昂贵,一般仅限于临床或科学研究中使用。生物电阻抗测量法是方便、快速、对人体无损伤的体成分间接测量方法。其原理是低压高频电流通过人体时,由于不同组织导电能力不同,可以根据人体导电性推算重要组织的含量。研究人员需依据本国人群特点建立推算方程并对其进行调整,以便提高对特定人群体成分测量的准确性。

1.1　BMI

BMI 是计算身高别体重(weight for height)的指数,也称为体重指数。具体计算方法是以体重(千克,kg)除以身高(米,m)的平方,即 BMI= 体重 / 身高 ^{2}(kg/m^2)(身高和体重测量方法参见附录 I)。判定肥胖程度时,使用 BMI 这个指标的目的在于消除不同身高对体重的影响,便于人群或个体间比较。

1.2　腰围

腰围是指腰部周径的长度(腰围测量方法参见附录 II)。腰围是衡量脂肪在腹部蓄积程度的简单且实用的指标。脂肪在身体内的分布,尤其是腹部脂肪堆积的程度,与肥胖相关疾病有更强的关联。腹部脂肪增加是肥胖相关慢性病的独立危险因素。同时使用腰围和 BMI 可以更好地估计肥胖与多种疾病的关系。

1.3　超重和肥胖的判定标准

由于遗传因素影响人体组成,不同种族人群 BMI 对肥胖程度的判定存在一定差异。因此,以 BMI 对肥胖程度进行分类时,应针对不同人群建立相应的判定标准。

WHO 制定了 BMI 界限值,即 BMI 在 25.0~29.9kg/m^2 为超重,≥30kg/m^2 为肥胖(参见附录 III附表 1)。WHO 肥胖专家顾问组认为,亚太地区人群的体质及其与肥胖相关疾病的关系存在特殊性。因此,2002 年根据肥胖相关疾病患病危险度提出亚洲成人的 BMI 和腰围界值,即 BMI 在 23.0~24.9kg/m^2 为肥胖前期,≥25kg/m^2 为肥胖(参见附录 III附表 2)。WHO 肥胖专家顾问组建议各国收集本国居民超重和肥胖的流行病学以及与相关疾病发生风险的数据,从而确定本国人群的 BMI 分类标准。

本《指南》采用 2013 年 10 月颁布实施的中华人民共和国卫生行业标准《成人体重判定》(WS/T 428—2013)作为成人超重和肥胖的判定依据,分别以 BMI 和腰围作为判别指标,对成人的超重和肥胖状况进行判定(详见表 1 和表 2)。

表 1　成人超重和肥胖分类

分类	BMI 值 /(kg·m^{-2})
肥胖	BMI≥28.0
超重	24.0≤BMI<28.0
体重正常	18.5≤BMI<24.0
体重过低	BMI<18.5

表 2　成人向心性肥胖分类

分类	腰围值 /cm
向心性肥胖前期	85≤男性腰围 <90
	80≤女性腰围 <85
向心性肥胖	男性腰围≥90
	女性腰围≥85

BMI 和腰围是从不同角度判定超重和肥胖程度的指标。BMI 以体重为主,腰围则以脂肪分布为重点,两者可以独立作为超重和肥胖的判别标准。同时这两个指标也分别是超重和肥胖相关慢性病,如高血压、糖尿病、血脂异常的独立危险因素,且两种危险因素的聚集程度可以叠加。

1.4　BMI 和腰围判定标准的依据及相关证据

原国际生命科学学会中国办事处中国肥胖问题工作组汇总有关我国人群研究的大量测量数据,分析了 BMI、腰围与相关慢性病患病率的关系。结果显示,超重和肥胖相关慢性病的危险度分别随着 BMI 或腰围的增加而升高,若 BMI 和腰围同时增加,相关慢性病危险度增加幅度高于 BMI 或腰围单独增加导致的结果。

2002 年,中国肥胖问题工作组汇总分析了 20 世纪 90 年代以来我国 13 项包含体格测量指标和相关疾病危险因素研究的大规模流行病学调查,共计约 24 万成人的数据。结果表明,BMI≥24kg/m^2 者患高血压的风险是体重正常者的 3~4 倍,患糖尿病的风险是体重正常者的 2~3 倍,危险因素聚集的风险是体重正常者的 3~4 倍(危险因素聚集指在高血压、高血糖、高血清总胆固醇、高血清甘油三酯和血清高密度脂蛋白胆固醇降低这 5 个主要危险因素中,具有 2 项及 2 项以上的现象)。BMI≥28kg/m^2 的肥胖者中,90% 以上患有上述疾病或有危险因素聚集。男性腰围达到或超过 85cm、女性腰围达到或超过 80cm 者患高血压的风险约为腰围正常者的 3.5 倍,患糖尿病的风险约为腰围正常者的 2.5 倍;其中有 2 项及以上危险因素聚集者的风险为腰围正常者的 4 倍以上。在 10 个地区对 24 900 名 35~59 岁人群开展的前瞻性调查中,超重肥胖对冠心病事件、总脑卒中和缺血性脑卒中事件的归因危险度分别为 32.0%、30.6% 和 53.3%,即这些疾病的发病由超重和肥胖引起的可能性很大。

2020 年中国慢性病前瞻性队列研究(China Kadoorie Biobank,CKB)中,我国成人体质指数与主要慢性病死亡风险的前瞻性研究结果显示,超重和肥胖的 BMI 切点分别为 24.0kg/m² 和 28.0kg/m²;BMI≥35.0kg/m² 时死亡风险显著增加。向心性肥胖的腰围适宜切点男性为 85cm、女性为 80~85cm。不调整 BMI 时,腰围过大(≥95cm)与全死因死亡风险增加有关。进一步调整 BMI 后,死亡风险随腰围增加而上升,腰围超过 90cm 者死亡风险明显提高。若将 BMI 控制在 24.0kg/m² 以下,或将腰围控制在男性 85cm、女性 80cm 以下,均可以防止约 50% 人群的危险因素聚集;将 BMI 控制在 28.0kg/m² 以下,则可以防止约 20% 人群的危险因素聚集。

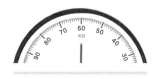

2

超重和肥胖的现况和流行趋势

生活方式和膳食结构改变、身体活动减少使超重和肥胖的患病率无论在发达国家还是发展中国家都以惊人的速度增长。在经济增长迅速的国家,居民超重率和肥胖率的增长更为突出。

2.1 全球超重和肥胖现况和流行趋势

据 WHO 统计,截至 2016 年全球主要国家成人(调整年龄后)超重肥胖率(BMI≥25.0kg/m²)分别为:美国 67.9%、加拿大 64.1%、英国 63.7%、澳大利亚 64.5%、中国 32.3%、日本 27.2%;肥胖率(BMI≥30kg/m²)分别为:美国 36.2%、加拿大 29.4%、英国 27.8%、澳大利亚 29.0%、中国 6.2%、日本 4.3%。

据 *Lancet* 杂志发表的汇集 195 个国家和地区的论文研究显示,1980—2013 年 BMI≥25kg/m² 的人群占比,男性从 28.8% 上升到 36.9%,女性从 29.8% 上升到 38.0%。过去 30 年超重和肥胖的流行率大幅上升,但各国超重和肥胖的水平和变化趋势具有不同的区域模式。自 1980 年以来,70 多个发展中国家中,居民超重率和肥胖率翻了一番。美洲国家人群超重率从 1980 年的 45.3% 上升到 2015 年的 64.2%,肥胖率从 12.9% 上升到 28.3%。欧洲地区人群超重率从 1980 年的 48% 增加到 2015 年的 59.6%,肥胖率从 14.5% 增加到 22.9%。澳大利亚统计局(ABS)2018—2019 年的一项全国健康调查结果显示,澳大利亚超重和肥胖成人占总人口的 67%,其中超重率和肥胖率分别为 35.6% 和 31.3%。

第三次美国全国营养与健康调查(NHANES Ⅲ,1988—1994 年)显示,成人(20~74 岁)超重和肥胖人数达到 9 700 万。男性和女性超重率分别为 39.4% 和 24.7%;肥胖率分别为 19.8% 和 24.9%。1999 年的调查显示,美国成人超重率为 34%,肥胖率为 27%。1999—2000 年美国成人肥胖率为 30.5%,严重肥胖率为 4.7%,成人肥胖率和严重肥胖率明显升高。2017—2018 年美国健康与营养监测调查数据显示,20 岁以上成人调整年龄的肥胖率($BMI \geq 30kg/m^2$)为 42.4%,男性、女性及不同年龄组之间没有显著差异,严重肥胖率($BMI \geq 40kg/m^2$)为 9.2%。

2.2 我国居民超重和肥胖现况和流行趋势

根据 1992 年我国全国营养调查资料显示,20~60 岁成人 $BMI \geq 25kg/m^2$ 者占该人群的比例为 14.4%。对 20 世纪 90 年代 24 万名 20~70 岁居民调查资料的汇总分析显示,BMI 为 25~29.9kg/m² 者占 22.4%,$BMI \geq 30kg/m^2$ 者占 3.01%。1995—1997 年 11 省(市)调查资料发现,BMI 为 25~29.9kg/m² 者占 21.51%,$BMI \geq 30kg/m^2$ 者占 2.92%。

以我国《成人体重判定》(WS/T 428—2013)标准(超重 $24.0 \leq BMI < 28.0kg/m^2$,肥胖 $BMI \geq 28kg/m^2$)作为判断依据,2010—2012 年中国居民营养与健康状况监测结果显示,我国 18 岁及以上成人超重率为 30.1%,其中男性和女性的超重率分别为 30.3% 和 29.9%。肥胖率达到 11.9%,其中男性和女性的肥胖率分别为 12.1% 和 11.7%。向心性肥胖率为 25.7%,其中男性和女性的向心性肥胖率分别为 26.1% 和 25.4%。我国成人超重率高于肥胖率,肥胖率男性略高于女性。

中国 18 岁及以上成人超重和肥胖率均呈现上升趋势,其中超重率从 2002 年的 22.8% 上升到 2012 年的 30.1%,增幅为 32.0%。农村居民超重率增长幅度高于城市居民,城市女性超重率增幅较小。肥胖率从 2002 年的 7.1% 上升到 2012 年的 11.9%,增幅为 67.6%。农村居民肥胖率增幅远超城市居民,成年男性肥胖率增幅高于成年女性。

《中国居民营养与慢性病状况报告(2020 年)》显示,2015—2019 年我国 18 岁及以上居民超重率和肥胖率分别为 34.3% 和 16.4%,居民的超重率和肥胖率持续上升,与 2010—2012 年调查结果比较,超重率增幅为 14.0%,肥胖率增幅为 37.8%。

向心性肥胖率远远高于依据 BMI 判断的肥胖率是我国成人肥胖的特点,提示我国成人肥胖者腹部脂肪堆积严重,由此造成的健康损害亟待重视。虽然我国成人的肥胖率仍低于西方人群,但由于超重率远远高于肥胖率,庞大的超重人群是肥胖的潜在人群。我国居民肥胖率的快速增长也应引起足够的重视,通过有效控制减缓超重率和肥胖率的增速对控制慢性病有重要意义。

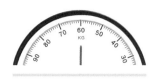

3

超重和肥胖的主要影响因素

超重和肥胖是能量摄入超过消耗以致体内脂肪过多蓄积的结果。科学研究发现,受遗传、环境和社会因素的影响,不同个体对能量摄入、消耗和体重调节的反应不同。相对遗传因素而言,环境和社会因素是引发超重和肥胖的外在因素。环境因素包括膳食、身体活动、家庭、社区、卫生保健体系等。社会因素包括文化、经济、国家政策等。遗传、环境和社会因素相互作用共同影响个体的生理和心理健康,并且表现为个体特有的生活方式。因此超重者和肥胖者的生活方式是多种因素相互作用的结果。也就是说,超重和肥胖是多因素导致的复杂状况,不能简单地用单一因素解释。

3.1 遗传因素

多项研究表明,单纯性肥胖具有遗传倾向,肥胖者的基因可能存在多种变化或缺陷。一些对双胞胎、领养子女家庭和家系的调查发现,肥胖有一定的家族聚集性。双亲均为肥胖者,子女中有 70%~80% 的人表现为肥胖;双亲之一(特别是母亲)为肥胖者,子女中有 40% 的人较胖。人群的种族、性别和年龄差别均影响其对致肥胖因子的易感性。研究表明,遗传因素对肥胖形成的作用占 20%~40%。众所周知,遗传变异是非常缓慢的过程,但在 20 世纪后期,肥胖已成为全球最受关注的疾病之一,从另一个角度说明,肥胖发生率的快速增长主要不是遗传基因发生显著变化的结果,而应归因于生活环境和社会因素的变化。因此,改变环境和生活方式是预防肥胖的关键,且防控实践也证明了其有效性。

3.2　膳食结构和饮食行为

膳食是人体获得能量的重要途径。膳食的数量和构成是影响人体能量摄入的重要因素。随着我国经济发展,食物供应充足丰富,人们对能量的基本需求满足后,膳食模式发生了很大变化。动物性食物和各种深加工食物的摄入量增加,谷类食物摄入量减少,富含膳食纤维和微量营养素的新鲜蔬菜和水果的摄入量没有显著改善。膳食总能量摄入超过消耗量,且脂肪提供能量的比例显著增加。膳食结构的变化使得肥胖的发生风险增大。因此,合理调整膳食结构,同时控制总能量摄入是控制超重和肥胖的基本措施。

饮食行为、每日进食的时间分布以及饮食的社会环境因素也是影响肥胖发生的重要因素。不吃早餐常常造成午餐和晚餐摄入的食物较多,导致每日的食物摄入总量增加,最终使多余的能量在体内转化为脂肪而储存起来。现在很多快餐食品和外卖餐食因其方便、快捷而受到人们青睐,但快餐食品往往富含脂肪、高能量,经常食用会导致肥胖。进食速度快,大脑摄食中枢未能及时对传入信号做出相应调节,未能及时产生饱足感,不能很好地控制进食量。此外,经常性的暴饮暴食、夜间加餐、喜欢零食或含糖饮料,尤其是感到生活乏味或在看电视时进食过多零食等不良进食行为是许多人发生肥胖的重要原因。由于食物丰富,家庭中的备餐量往往超出实际需要量,为了避免浪费而将多余的食物吃下,也可能是造成进食过量的原因之一。

3.3　身体活动

随着经济的快速发展和城市化进程的推进,居民生活方式发生变化,静态生活的时间显著增加是导致肥胖的主要原因之一。职业性和家务性身体活动强度下降、时间减少;交通方式的改变导致交通性身体活动强度下降;坐着看电视、电脑和手机是许多人在业余时间的主要休闲消遣方式,造成了休闲性活动量下降。另外,某些人因肢体伤残或患某些疾病而身体活动减少,某些运动员在停止经常性锻炼后未能及时相应地减少能量摄入,都可能导致多余的能量以脂肪的形式储存起来。

经常性身体活动或运动不仅可以增加能量消耗,而且可以提高身体的代谢率,有利于维持机体的能量平衡,还可以增强心血管系统和呼吸系统功能。高强度剧烈运动不易长时间坚持,中、低强度身体活动可以更多地动员体内脂肪分解以提供能量。另外,经常参加锻炼者比不经常锻炼者的静息代谢率高,进行同等能量消耗的运动时,经常性身体活动者能更多地动员和利用体内储存的脂肪,更有利于预防超重和肥胖。

3.4　社会因素

全球超重肥胖率的普遍上升与社会环境因素的改变有关。经济发展和现代化生活方式对进食模式有很大影响。在中国,随着家庭成员减少、经济收入增加和购买力提高,食品生产、加工、运输及贮藏技术改善,可选择的食物品种更为丰富;随着外卖配送的普及和便利,购买现成的加工食品及快餐食品的人越来越多;家庭收入增加使得在外就餐的情况增多,在家就餐的机会日益减少,常常进食过量,而且往往伴随较高的脂肪摄入。

政策、新闻媒体、文化传统以及科教宣传等,对膳食选择和身体活动都会产生很大影响。新闻媒体(包括网络、电视、广播和印刷材料)在现代消费群体中有举足轻重的作用,电视广告对食物选择有很大影响。然而广告中所宣传的食品,许多是高脂肪、高糖和高盐的方便食品和快餐食品,因此电视广告对消费者饮食行为的误导不容忽视。

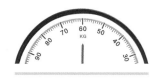

4

超重和肥胖的危害

已有很多研究评估了超重和肥胖的健康危害。结果显示，BMI 与全死因死亡风险呈"U形"关联，BMI<20.4kg/m² 和 BMI≥35.0kg/m² 时死亡风险均显著增加。虽然不同死因别死亡风险相对的 BMI 范围不尽相同，但总体表现为肥胖者的死亡风险明显增加。BMI 与死亡风险之间的关联无性别差异。调整 BMI 后，死亡风险随腰围增加而上升，腰围超过 90cm 者死亡风险明显提高。

4.1 超重和肥胖与其相关疾病

肥胖者往往伴有高血压、高血脂和葡萄糖耐量异常；肥胖是影响冠心病发病和死亡的一个独立危险因素。值得警惕的是，向心性肥胖者比全身性肥胖者具有更高的疾病危险。BMI 轻度升高但伴有腰围较大者，其冠心病的患病率和死亡率增加。肥胖者的血脂多在餐后较长时间内持续在较高水平，其中富含甘油三酯的低密度脂蛋白（LDL）中体积较小且致密的颗粒有直接导致动脉粥样硬化的作用。

与正常体重者相比，超重者和肥胖者在未来 10 年内 4 种主要慢性病［心血管疾病、恶性肿瘤、慢性阻塞性肺疾病（简称慢阻肺）、2 型糖尿病］发病风险分别上升了 26% 和 59%。按照中国成人体重标准，将体重控制在正常范围（BMI 18.5~24.0kg/m²）可以减少约 12% 的主要慢性病的发病风险。按基线年龄分层后结果显示,老年人群中超重和肥胖也与主要慢性病的发病相关,由肥胖导致的超额风险较高,提示老年人也应控制超重和肥胖。腰围与主要慢性病(心血管疾病、恶性肿瘤、慢阻肺、2 型糖尿病)发病风险呈正向关联,腹部脂肪蓄积和向心性肥胖是独立于 BMI 之外的危险因素。与非向心性肥胖者相比,向心性肥胖前期和向心性肥胖者主要慢性病发病风险分别增加 22% 和 45%。

防治超重和肥胖的目的不仅在于控制体重本身,更重要的是肥胖与多种慢性病有关,控制肥胖是降低慢性病发病率和病死率的一个关键因素。根据 WHO 报告,与肥胖相关疾病的相对危险度(RR)见表3。

表 3 肥胖者发生肥胖相关疾病或症状的相对危险度 *

危险性显著增高 (RR>3)	危险性中等增高 (2<RR≤3)	危险性稍增高 (1<RR≤2)
2 型糖尿病	冠心病	女性绝经后乳腺癌,子宫内膜癌
胆囊疾病	高血压	男性前列腺癌,结肠直肠癌
血脂异常	骨关节病	生殖激素异常
胰岛素抵抗	高尿酸血症和痛风	多囊卵巢综合征
气喘	脂肪肝	生育功能受损
睡眠呼吸暂停综合征		背下部疼痛
		麻醉并发症

* 相对危险度是指肥胖者发生上述肥胖相关疾病的患病率是正常体重者该病患病率的倍数。

4.1.1 癌症

与内分泌有关的癌症(如女性绝经后的乳腺癌、子宫内膜癌、卵巢癌、宫颈癌,男性的前列腺癌)及某些消化系统癌症(如结肠直肠癌、胆囊癌、胰腺癌和肝癌)的发病率与超重和肥胖存在正相关。

各类癌症与 BMI 之间的关联有所不同。随着 BMI 的升高,子宫内膜癌、乳腺癌、结肠直肠癌、宫颈癌以及胰腺癌发病风险上升。腰围增加与子宫内膜癌、乳腺癌、结肠直肠癌、宫颈癌、肝癌以及胰腺癌发病风险升高有关。

4.1.2 脑卒中

我国脑卒中的发病率较高,基于 10 个前瞻性队列的分析表明,肥胖者缺血性脑卒中发病的相对危险度为 2.2。脑动脉粥样硬化是缺血性脑卒中的病理基础。超重和肥胖导致的危险因素聚集是导致缺血性脑卒中发病风险增高的原因之一。

BMI 与缺血性脑卒中的发病风险呈正向关联,趋势接近对数线性关系,BMI 每增加 $5kg/m^2$,发病风险增加 30%。BMI 与颅内出血的关联则相对较弱,BMI 超过 $25kg/m^2$ 时,颅内出血风险增加。在中国慢性病前瞻性队列研究人群中,9.2% 的脑卒中发病可归因于超重和肥胖(BMI$\geqslant$$25kg/m^2$)。腰围与脑卒中发病风险呈正向关联,腰围每增加 1 个标准差,缺血性和出血性脑卒中发病风险分别增加 20% 和 7%。

4.1.3 缺血性心脏病

我国 10 个前瞻性队列研究显示,BMI 增高是冠心病发病的独立危险因素,冠心病事件(指急性心肌梗死、冠心病猝死和其他冠心病死亡)的发生率随 BMI 的上升而增高。高血压、糖尿病和血脂异常都是冠心病和其他动脉粥样硬化性疾病的重要危险因素,超重和肥胖导致这些危险因素聚集,加快了动脉粥样硬化的形成。BMI$\geqslant$$24kg/m^2$ 和 BMI$\geqslant$$28kg/m^2$、有 2 个及以上危险因素聚集者,动脉粥样硬化的患病率分别为 BMI<$24kg/m^2$ 者的 2.2 倍和 2.8 倍。腰围超标危险因素聚集者动脉粥样硬化的患病率为腰围正常者的 2.1 倍。以上数据表明超重和肥胖是促进动脉粥样硬化的重要危险因素之一。

中国慢性病前瞻性队列研究结果显示,缺血性心脏病和急性冠心病事件发生风险均随腰围的增加而上升。与非向心性肥胖者相比,向心性肥胖者(男性腰围$\geqslant$90cm、女性腰围$\geqslant$85cm)缺血性心脏病和急性冠心病的发病风险分别增加 29% 和 30%。

4.1.4 高血压

随着 BMI 的增加,收缩压和舒张压也呈升高趋势。肥胖者的高血压患病率高,肥胖持续时间越长,患高血压病的危险性越大,尤其是女性。通过控制饮食和增加运动使体重降低时,伴随血容量、心排血量和交感神经活动下降,血压也随之降低。

基于我国 24 万人群数据分析结果显示,BMI$\geqslant$$24kg/m^2$ 者的高血压患病率是 BMI<$24kg/m^2$ 者的 2.5 倍,BMI$\geqslant$$28kg/m^2$ 者的高血压患病率是 BMI<$24kg/m^2$ 者的 3.3 倍。男性腰围$\geqslant$85cm 和女性腰围$\geqslant$80cm 者,高血压患病率是腰围正常者的 2.3 倍。一些临床干预试验结果表明,经减重治疗后,收缩压和舒张压也随平均体重的下降而降低。超重和肥胖引发高血压的机制可能与胰岛素抵抗代谢综合征有关。

4.1.5 2型糖尿病

超重、肥胖和腹部脂肪蓄积是 2 型糖尿病发病的重要危险因素。基于我国 24 万人群数据分析结果显示,以空腹血糖$\geqslant$126mg/100ml 或餐后 2 小时血糖$\geqslant$200mg/100ml 作为 2 型糖尿病诊断标准,BMI$\geqslant$$24kg/m^2$ 者 2 型糖尿病的患病率为 BMI<$24kg/m^2$ 者的 2.0 倍,

BMI≥28kg/m² 者 2 型糖尿病患病率为 BMI<24kg/m² 者的 3.0 倍。男性和女性腰围分别为≥85cm 和≥80cm 时,糖尿病的患病率分别为腰围正常者的 2~2.5 倍。

肥胖者的胰岛素受体数量减少和受体缺陷,发生胰岛素抵抗(对胰岛素不敏感)现象和空腹胰岛素水平较高,影响对葡萄糖的转运、利用和蛋白质合成。中心型脂肪分布者比全身型脂肪分布者患糖尿病的风险更大;肥胖持续的时间越长,患 2 型糖尿病的风险越大。

腰围超标、血清甘油三酯和低密度脂蛋白胆固醇升高、高密度脂蛋白胆固醇降低、血压升高和空腹血糖异常等危险因素中,如出现多个因素聚集,临床上定义为代谢综合征,具有很强的致动脉粥样硬化作用。代谢综合征与胰岛素抵抗密切相关,肥胖、腰围超标和缺少身体活动是促进胰岛素抵抗进展的重要因素。

BMI 与糖尿病的发病风险呈明显正向、对数线性关联,男性关联强度强于女性,BMI 每增加 1 个标准差,男性和女性糖尿病发病风险分别增加 98% 和 77%。腰围与糖尿病发病风险呈明显正向、对数线性关联,男性关联强度强于女性,腰围每增加 1 个标准差,男性和女性糖尿病发病风险分别增加 113% 和 91%。

4.1.6 血脂异常

我国 24 万人群数据的汇总分析显示,BMI≥24kg/m² 者血脂异常(甘油三酯≥200mg/100ml)检出率为 BMI<24kg/m² 者的 2.5 倍,BMI≥28kg/m² 者血脂异常检出率为 BMI<24kg/m² 者的 3.0 倍。腰围超过肥胖前期标准者高甘油三酯血症的检出率为腰围正常者的 2.5 倍。BMI≥24kg/m² 和 BMI≥28kg/m² 者高密度脂蛋白胆固醇降低(<35mg/100ml)的检出率分别为 BMI<24kg/m² 者的 1.8 倍和 2.1 倍。腰围超过肥胖前期标准者高密度脂蛋白胆固醇降低的检出率为腰围正常者的 1.8 倍。

4.1.7 呼吸系统疾病

肥胖导致的睡眠中呼吸暂停被称为睡眠呼吸暂停综合征,由于颈部、胸部、腹部和横膈部位的脂肪堆积过多,胸壁的运动受阻,躺着的状态下上呼吸道变窄和气流不通畅引起呼吸困难。因血液二氧化碳浓度过高和血氧浓度低可抑制呼吸中枢,出现暂时窒息现象。如伴有严重呼吸道疾病,则容易产生肺动脉高压、心脏扩大和心力衰竭等。

向心性肥胖与慢阻肺的发病风险增加有关,与腰围正常者(男性 70~85cm,女性 65~80cm)相比,腰围超过 95cm 的男性慢阻肺发病风险增加 90%,腰围超过 90cm 的女性慢阻肺发病风险增加 40%。

4.1.8 其他疾病

4.1.8.1 内分泌及代谢紊乱

肥胖者血浆胰岛素水平明显高于正常水平,并经常存在胰岛素抵抗,向心性肥胖患者的激素水平改变更大。肥胖者血液循环中的性激素平衡被破坏,尤其是腹部脂肪过多的女性常有排卵异常、雄激素过多,往往伴有生殖功能障碍。有的中度肥胖女性会发生多囊卵巢综合征。身体活动能通过减轻体重而提高机体对胰岛素的敏感性。

4.1.8.2 胆囊疾病和脂肪肝

肥胖者胆囊结石的患病率是非肥胖者的4倍,腹部脂肪堆积者的风险更大。肥胖者的胆汁中胆固醇过饱和及胆囊活动减少,可能是形成胆囊结石的原因。胆囊结石患者的胆囊感染率增加,容易引起胆绞痛和急性胰腺炎。

腹部脂肪比较容易分解,并由门静脉进入肝脏。肥胖常常是非酒精性脂肪肝的危险因素。有报道称,经B超检查200名体重超重(BMI≥24kg/m^2)者,伴脂肪肝者达41.5%,而574名非超重者中脂肪肝检出率为11.3%。另有一些报道称,重度肥胖者检出脂肪肝、肝纤维化、炎症和肝硬化者较多;肥胖合并糖耐量异常或糖尿病患者的脂肪肝更严重。非酒精性脂肪肝发病风险随BMI增加而上升,BMI每增加5kg/m^2,发病风险增加181%。BMI与肝硬化风险呈"U形"关联,BMI为25kg/m^{2}左右风险最低。腰围每增加1个标准差,非酒精性脂肪肝发病风险增加160%。

4.1.8.3 骨关节病和痛风

临床上常观察到,肥胖者中膝关节疼痛和负重关节的骨关节病较多。另有研究表明,向心性肥胖者痛风的发生率较高,痛风性关节炎是关节内由尿酸盐形成的痛风石引起的反复发作的急性炎症,但其机制尚不明确,可能与肥胖引起的代谢变化(内源性核酸分解代谢产生嘌呤并合成尿酸较多)和饮食因素(摄入含嘌呤较多的动物性食品)有关。

4.2 超重和肥胖相关的社会和心理问题

由于文化背景、种族等差异,人们对超重和肥胖的态度不同,如在经济不发达时期,我国曾把肥胖称为"发福",并作为富裕的象征。在发达国家和迅速发展的国家,肥胖者常受到来自社会和环境的偏见和歧视,从小就发胖的儿童容易产生自卑感,对各种社交活动产生畏惧而不愿积极参与,造成心理问题。肥胖者受社会观点、新闻媒介宣传的影响,会对自身的体型不满,总认为在社交中会受到排斥。暴饮暴食是一种不良的饮食习惯,是肥胖者中常见的一种心理病态行为,其主要特点是常常出现无法控制的食欲亢进,大多发生于傍晚或夜间。

此外,存在体重处于正常范围的人还在奋力减重的现象。尤其是中、高等教育水平的年轻女性,更易受社会和环境的影响,把"减肥"作为时尚,甚至因此发生厌食症。有些人怕发胖,在大量进食后自行引吐,这些与肥胖相伴的心理变化都有害身心健康。

4.3　超重和肥胖的疾病负担和经济负担

超重和肥胖不仅对健康产生直接危害,还是许多慢性病的直接危险因素,增加多种慢性病的发病风险,对已伴随慢性病的治疗和康复都会产生不良影响。随着超重率和肥胖率的不断升高,其带来的医疗和经济负担越来越引起关注。

根据 2019 年全球疾病、伤害和危险因素负担(global burden of disease,GBD)协作组针对 204 个国家和地区、87 种危险因素的研究结果显示,在风险因素中高 BMI 暴露量增加最大。2019 年全球水平上高 BMI 成为伤残调整生命年(DALY)的危险因素,每年暴露量增加 1% 以上。2019 年高 BMI 位居女性归因死亡原因的前五位,归因死亡为 9.8%。饮食质量、身体活动不足和 BMI 升高的巨大综合负担(2019 年所有 DALY 的 11.9%)表明,饮食和身体活动的关系对当前和未来的健康和制定相应的公共卫生政策至关重要。

中国 1990—2017 年全球疾病负担研究的系统分析提示,超重肥胖分别与吸烟、饮酒、高钠饮食、缺乏全谷物膳食、细颗粒物污染、高收缩压和高空腹血糖等因素在死亡人数和伤残调整生命年的占比都超过 5%。

全球许多国家开展了有关肥胖医疗负担的评估,由于肥胖的增加,2008 年美国医疗费用支出中归因于肥胖的部分约 1 470 亿美元,约占总医疗费用的 10.0%。韩国 2005 年超重和肥胖的直接和间接经济负担分别为 10.8 亿美元和 7.06 亿美元,约占总医疗费用的 3.7%。2010 年中国城乡居民超重和肥胖所造成的主要慢性病合计经济负担高达 907.68 亿元,占主要慢性病经济负担的 42.9%。中国城乡居民超重和肥胖所造成的经济负担呈上升趋势,占 2010 年卫生总费用的 4.5%。

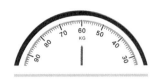

5

超重和肥胖的干预

首先树立超重和肥胖是可以预防和控制的理念。超重和肥胖不仅损害身心健康,降低生活质量,而且与慢性病发生息息相关,对个人、家庭和社会都造成一定的负担。超重和肥胖的预防和干预是维护健康最经济有效的措施。

超重和肥胖的干预目标不仅仅是减低体重,更重要的是减少体内脂肪的含量,特别是减少内脏脂肪的沉积,只有这样才能在超重和肥胖的干预过程中收获更多的健康益处。

5.1 超重和肥胖的干预策略

肥胖的干预要从公共卫生角度出发,通过筛查划分干预目标人群,制定有针对性的干预措施和方案,明确干预目标效果及其评价,保证干预措施的可持续性。

首先,采用 BMI 或腰围等指标对人群进行超重和肥胖的筛查,将目标人群划分为:一般人群(18.5≤BMI<24.0kg/m^2,且男性腰围 <85cm、女性腰围 <80cm)、高危人群(24.0≤BMI<28.0kg/m^2,或 85≤男性腰围 <90cm、80≤女性腰围 <85cm)和肥胖患者(BMI≥28.0kg/m^2,或男性腰围≥90cm、女性腰围≥85cm)。其次,针对不同的目标人群,分析造成超重或肥胖的危险因素,然后采取普遍性干预和个性化干预相结合的预防和控制措施。最终,对干预措施的效果进行评价,制定下一次干预的目标,使整个干预过程形成良性循环。

5.1.1 坚持预防为主,尽早干预,终身坚持

预防超重和肥胖要做到尽早发现有超重和肥胖趋势的个体 / 人群,积极开展普遍性预防,从预防超重入手,通过广泛的、群众性的健康教育和健康促进,提高健康素养,普及体重管理的知识和技能。

对 BMI 和腰围都处于正常范围内的一般人群,开展普遍性预防,进行体重管理指导,达到维持体重的目的。

对 BMI 处于超重或腰围处于肥胖前期范围内的高危个体 / 人群,在普遍性预防的基础上,应结合个体 / 群体的特点实施个体化指导,达到控制超重 / 肥胖程度增加的目的,最好能使体重恢复正常。

对 BMI 或腰围都处于肥胖范围内的患者,在普遍性预防和个体化指导的基础上,应不断强化个体干预的强度,争取在 6 个月时间内使体重降低 5%~10%。

超重和肥胖的控制不是一蹴而就的,需要在一生中坚持不懈。因此,在体重控制的过程中要不断观察体重的变化,建立筛查→干预→评估→筛查的封闭循环,在一定时间周期内形成固定的干预模式,才能达到最终目的。

5.1.2 针对多种危险因素,采取综合干预措施

超重和肥胖是遗传、环境、行为和社会等多因素共同作用的结果,某些遗传因素可以通过改变生活方式来抗衡。在防治过程中要根据不同人群的特性,从生理 - 心理 - 社会多层次、多方面、深入分析造成个体 / 群体超重和肥胖的生物学、环境、生活方式、卫生保健体系等因素,选择一系列有效的、有针对性的、不同强度的干预措施,在社会各相关部门以及社区、家庭和个体等不同环境下实施超重和肥胖的干预措施。

5.1.3 倡导和践行健康的生活方式

WHO 指出,不健康的饮食、身体活动不足和吸烟是导致慢性病的重要行为危险因素。与膳食不平衡和身体活动不足等生活方式密切相关的慢性病及其危险因素水平呈快速上升趋势,已成为威胁我国居民健康的突出问题。"健康生活方式"和"健康体重"的概念是《"健康中国 2030"规划纲要》的核心内容。建立健康的生活方式是预防和控制超重和肥胖及其相关慢性病措施的重要组成部分,是推进人类健康的重要措施。生活方式的改善渗入到人们生活的各个领域,体现在生理、心理、社会、经济、教育及管理等人类生活不同的维度。因此,建立健康的生活方式,矫正不恰当的行为,需要普及多学科的理论知识和技能。

5.1.4 建立肥胖干预的社会支持性环境

预防肥胖需要考虑众多混杂因素。肥胖的风险不仅取决于个体敏感性,还有家庭、社区、国内及国际性因素,这些同样也是影响食物定价、食物可及性、工作和生活环境的众多因素。有效实施超重和肥胖的干预,需要政府全面参与,跨部门协作,制定切合实际的措施和行动方案;需要个人、家庭、社区、学校、科研机构、媒体、企业和各级政府共同承担控制超重和肥胖的责任,遏制超重和肥胖上升趋势。

5.2 超重和肥胖的干预措施

干预策略的实施需要全社会与政府各部门参与和跨部门协作。在政府政策的主导下,运用生物、社会、经济、环境、心理和行为等科学理论,从个人、家庭和社区等多个层面,开展超重和肥胖的干预;增强干预措施的可获得性、可及性、可负担性、可持续性以及实施干预人员的能力,提高干预措施的实际效果。

建设预防和控制超重和肥胖的支持性环境,首先要改善饮食和食物的供应环境,如推动健康食堂、健康餐厅建设,鼓励食品企业生产低油、低糖的食品,为居民选择营养丰富的食物、实现合理膳食提供更多的支持条件。其次要改善促进身体活动的支持环境,加强人行道、自行车道、健康步道的建设,鼓励绿色出行。加大体育、健身、公园等促进身体活动的场所及设施的建设,并且向公众开放。同时还要加大健康体重知识的宣教,继续大力推进"三减三健"全民健康生活方式行动中的健康体重专项行动,要教会居民选择食物和合理安排每日膳食,掌握在工作、学习、出行、家务和休闲锻炼等环节提高身体活动量的方法,在日常生活中保证充足的身体活动。

在进行体重干预时,控制饮食与增加身体活动同时进行,才能收到事半功倍的效果,而且有利于长期保持减体重,避免体重反弹。单独控制饮食时虽可降低总体重,但除脂肪组织减少外,肌肉等瘦体重(fat free mass,FFM)也会丢失,静息代谢率(resting metabolic rate,RMR)也可能降低。机体会在低能量消耗水平上建立新的能量平衡,降低机体消耗脂肪的能力。因此单纯限制饮食使体重下降达到一定水平后,体重下降的速度减慢或不再下降。如果要使体重维持在已降低的较低水平或使体重进一步降低,需要进一步减少膳食能量摄入,但是极低能量膳食中营养素往往不能满足需要,对健康有损害。在维持能量负平衡的条件下,增加身体活动可以维持 RMR 不降低或降低较少的程度,同时还可以消耗更多体脂,并多保留 FFM。

表 4 比较了单独控制饮食以及控制饮食同时结合身体活动的健康效益。可以看出,采

用增加身体活动与限制饮食相结合的减体重措施,其总体健康效益优于单独限制饮食。

表 4　不同减体重措施对健康指标的影响比较

指标	单独控制饮食 (极低能量饮食)	适量控制饮食结合运动 (适当限制总能量)
最大氧吸取量(VO_{2max})	降低	改善
瘦体重(FFM)	损失	增加或保持
体脂肪	丢失少	丢失多
营养缺乏	容易发生	一般不会发生
胰岛素敏感度	—	改善
肌肉和韧带力量	降低	肌肉张力和韧带力量改善
体力	下降	改善,耐久力提高
静息代谢率(RMR)	下降	保持或增加
精神状态	压力大	改善,对减体重有信心
血清 HDL-C 水平	下降	提高
减体重计划	不易坚持	容易执行和坚持
减体重后反弹	容易发生	一般不会发生

5.2.1　合理膳食

合理膳食是适宜体重的基础,膳食中营养素的组成和数量是影响能量摄入的关键。鼓励摄入低能量、低脂肪、适量蛋白质和碳水化合物、充足微量元素和维生素的膳食。增加新鲜蔬菜和水果在膳食中的比重,适当选择一些富含优质蛋白质(如瘦肉、鱼和豆类)的食物,是控制人体能量平衡的重要措施。矫正引起过度进食的行为和习惯,避免吃油腻食物和油炸食品,少吃零食和甜食,不喝或少喝含糖饮料。进食有规律、不要漏餐、不暴饮暴食、七八分饱,都是超重和肥胖人群控制能量摄入的必要手段。设计低能量膳食具体方法可参考附录 V。

《中国居民膳食指南(2016)》提出,三餐的食物能量分配及间隔时间要合理,一般早、晚餐各占30%,午餐占40%。首先要建立控制饮食的意识,每餐达到七分饱,杜绝暴饮暴食;其次要注意挑选脂肪含量低的食物,降低每餐的能量摄入;再者要细嚼慢咽以延长进食时间,使进餐尚未完毕即对大脑发出饱足信号,有助于减少进食量。另一种控制摄入量的方法就是进食时使用较小的餐具,使得中等量的食物看起来也不显得单薄;也可按计划用餐,保证一日三餐,即在进餐前将一餐的食物按计划分装,自我限制进食量,也可使漏餐者不会在下一餐过量进食。餐后加点水果可以满足进食欲望。改变进食行为常常有助于减少进食量而没有未吃饱的感觉。

5.2.2 增加身体活动

积极充足的身体活动是增加身体能量消耗的基础。只有采用科学有效的方式,才能让摄入的多余能量通过运动的方式消耗掉。科学的身体活动可以预防疾病,愉悦身心,促进健康。增加身体活动首先要了解运动对健康的益处,提高增加身体活动意识,培养运动习惯;其次要掌握身体活动相关知识,将身体活动融入日常生活中,掌握运动技能,少静多动,减少久坐,保持健康体重。

进行超重和肥胖干预时制定目标非常重要,减重目标要具体且能够实现。如在制定身体活动目标时,以"每天走路 30 分钟或每天走 5 000 步"代替"每天多活动点"。建立一系列短期目标,如开始时每天走路 30 分钟,逐步增加到 45 分钟,然后到 60 分钟。具体的短期目标有助于监测和评价干预对象的变化,在前一阶段结果的基础上,提供如何实施进一步目标的建议。与干预对象保持经常联系,关心和帮助其行为的改变是非常必要的。另外,控制体重计划应长期坚持,不可急于求成,减重速度不宜过快,体重的反复波动对健康不利。

科学地进行身体活动,合理安排运动项目和强度,可以改善人体心肺功能和肌肉功能,提高运动能力,产生更多、更全面的健康效益。相比高强度的剧烈运动,中等强度的身体活动持续的时间长,被氧化的脂肪多。身体活动项目种类繁多,根据运动项目的功能可以分为保持心肺功能的体能和耐力运动,可以延缓肌肉衰减和骨质丢失的力量训练(具体方法可参见附录Ⅵ),可以维持关节灵活性和身体平衡能力的综合性运动。进行身体活动时,应选择适合自己的、有利于提高身体功能的项目。

5.2.3 建立良好的社会支持性环境

超重和肥胖的预防控制过程仅靠个人的积极性往往是不够的,只有得到政府的政策支持、社会环境配合,个人的努力才能收到事半功倍的效果。有关政府部门应为控制人群体重创造良好的支持环境,如:①制订防治肥胖的规划和对策;②将预防和控制肥胖的措施纳入宏观的公共卫生项目;③鼓励生产能量密度低而富含营养的食品,宣传合理营养知识;④引导群众进行体育锻炼,在机关、社区和团体创造进行身体活动的环境、机会和氛围,尽可能增加活动场地和器械,有计划地或不定期地组织活动;要求在建筑、居住小区、公园、购物中心的设计中考虑让公众有身体活动的机会和条件;⑤规定在住宅设计中优化楼道照明和环境,以利于居民能适当放弃乘电梯而步行上下楼;⑥普及肥胖会损害健康的相关知识等。这些都需要得到有关机构的支持。

家庭成员要相互督促,进行自我监测。观察并记录与体重改变相关的行为,如每天记录摄入食物的种类、数量和摄入时间,进行了哪些运动,使用哪些药物,改变行为后所获得的效果等。经常测量体重对长期保持适当体重是非常重要的,对行为的自我监测通常可以使其向所希望的目标方向改变。自我监测记录可能会让人感到烦琐,但却非常有用。

医疗卫生人员应协助干预对象制订规划并支持和指导其控制体重措施的执行。要了解肥胖者的肥胖史,曾做过哪些处理;减肥措施受到过哪些挫折、存在的问题,以及肥胖对其生活有何影响,以示对患者的关心;说明肥胖对健康带来的可能危险,建立共同战胜肥胖的伙伴关系。应让患者主动、积极参与制订改变行为的计划和目标,不能仅由医疗卫生人员单方面决定。

5.2.4 肥胖的临床治疗

重度肥胖患者或无法实施干预措施的严重肥胖患者,以及经过 6~12 个月干预没有明显效果的肥胖者,可以考虑进行临床治疗。值得指出的是,只有在采取了充分的饮食、运动和行为治疗的前提下才考虑药物或手术治疗。无论是采用药物治疗,还是手术治疗,都应当在治疗前充分评估治疗措施对患者的健康益处,权衡治疗带来的损害和风险。在整个治疗过程中也应当考虑采取综合的干预措施以提高治疗效果,为治疗后维持治疗效果打好基础。

治疗的目标:使原体重减轻 5%~10%,减重后维持体重不反弹,使降血压、降血糖、调脂药物能更好地发挥作用。不适宜用药物治疗的对象:儿童、孕妇和乳母、对药物有不良反应者、以美容为目的者(具体措施见附录Ⅶ)。

药物治疗的种类和作用机制:在全球范围内正式获准临床应用的抗肥胖药物非常有限,目前仅有去甲肾上腺素能药物和脂酶抑制剂可以使用。去甲肾上腺素能药物属于中枢性治疗肥胖的药物,是去甲肾上腺素再摄取抑制剂,能刺激交感神经系统释放去甲肾上腺素(调控食欲的神经递质之一)和多巴胺,并抑制这两种神经递质的再摄取而抑制食欲和诱导饱腹感。脂酶抑制剂属于非中枢性治疗肥胖的药物,主要是肠道胰脂肪酶抑制剂。通过与脂肪形成无活性中间体脂基 - 酶络合物,对胃肠道的脂肪酶如胃脂肪酶、胰脂肪酶、羧酸酯酶的活性产生可逆性抑制,但对胃肠道其他酶如淀粉酶、胰蛋白酶、糜蛋白酶和磷脂酶无影响,可使膳食脂肪吸收大幅减少,未吸收的甘油三酯和胆固醇随大便排出,从而达到减重的目的。但可能出现不良反应,包括皮脂溢出增多、胃肠胀气、便急、便失禁和油样便,且可干扰脂溶性维生素 A、维生素 D、维生素 E 和维生素 K 的吸收,故应用者应补充这些维生素。

肥胖手术治疗的主要目的是预防和治疗其伴发疾病。《中国肥胖病外科治疗指南(2007)》建议以外科手术治疗肥胖病时,不单纯以 BMI 来决定手术指征,同时还应考虑其他手术适应证才能确定是否进行手术治疗。术后需要对营养支持、相关伴发疾病的治疗以及精神-心理健康给予长期随访和治疗护理,手术治疗必须在具备手术资质的专业机构进行。手术者应具备相应的资格,并经过专项培训或临床指导后方可独立施行此类手术。同时要符合卫生健康主管部门对该类手术的资格准入制度以保证手术的有效性和安全性。

5.3 不同人群的干预措施

5.3.1 一般人群的干预

把监测和控制超重与预防肥胖、降低肥胖率作为预防慢性病的重要措施之一,开展广泛的群体预防是促进健康的重要基础。定期监测人群体重变化,了解其变化趋势,为及时采取针对性预防和控制措施提供保障。一般人群的干预目的是预防超重和肥胖的发生,使体重保持在正常范围内。

积极开展健康教育工作,在政府、社区、家庭和个人之间建立完整有效的超重和肥胖预防控制体系。通过健康教育,积极做好宣传。使人们更加注意合理膳食,防止能量摄入超过能量消耗。膳食中蛋白质、脂肪和碳水化合物摄入的比例合理,特别要减少脂肪摄入量,增加蔬菜和水果在食物中的比例。在工作和休闲时间,有意识地多进行中、低强度的身体活动。广为传播健康的生活方式,戒烟、限酒、减糖、限盐。经常关注自身的体重,预防体重增长过多、过快。成年后的体重增长最好控制在 5kg 以内,超过 10kg 则相关疾病风险将增加。提醒有肥胖倾向的个体应及早进行体重管理。人群的干预措施主要从调整膳食和增加身体活动两个方面入手。

5.3.1.1 调整膳食

大多数需要预防体重进一步增加的个体,都要调整其膳食以达到减少能量摄入的目的。合理膳食包括改变膳食的结构和摄入量。避免吃油腻食物和过多零食,少食油炸食品,少吃盐;尽量减少吃点心和加餐,控制食欲,七分饱即可。尽量采用煮、煨、炖和微波加热的烹调方法,用少量油炒菜。适当减少饮用含糖饮料,养成饮用白水和茶水的习惯。进食应有规律,不暴饮暴食,不要一餐过饱,也不要漏餐。

5.3.1.2 增加身体活动

人类在上千万年的进化过程中是伴随狩猎和耕作而获得生存条件的,所以人体的遗传素质适合有身体活动的生活,但当代科技的发展使人们每天生活所需的身体活动在不知不觉中逐渐减少。社会的进步和各种省力的技术使生活节奏加快，"没有时间"往往成为人们不参加体力活动的理由，并且把增加身体活动看成是一种"负担"。应该改变人们的观念，把身体活动看成是提高身体素质和保证健康的必要条件。尽量创造更多的活动机会，并把增加活动的意识融入生活安排之中；一定程度地改变每天的生活习惯，尽量选择身体活动较多的形式以替代节省体力的状态。例如在城市，鼓励人们在1公里(1km)距离内用步行替代坐车；短途出行骑自行车；提前一站下车而后步行到目的地；步行上下5层以内的楼梯以替代乘坐电梯等。

5.3.2 高危人群的干预

肥胖高危险人群是指有肥胖家族史、膳食不平衡、身体活动不足和存在不良的生活方式等高危因素，且体重已经超过正常水平的个体或人群。针对具有肥胖高危因素的个体和人群，应重点预防其超重程度进一步加重而导致肥胖。高危个体和人群的预防控制，通过增加该群体控制体重的知识和技能，减少或消除引发肥胖的危险因素。措施包括：通过宣传教育改变高危人群的知识、观念、态度和行为；使其了解不良环境或生活方式对肥胖的发生和发展起到激活和促进作用；改变膳食、加强身体活动。可以通过对学校、社区、工作场所人群的筛查发现高危个体，强调对高危个体的体重进行监测和管理的重要性和必要性。

5.3.2.1 膳食指导

高危人群无论是控制体重的持续增长，还是恢复正常体重，都需要膳食指导。膳食指导的基本原则是既要满足人体对营养素的需要，又要使每天摄入的总能量降低。膳食常由低能量、低脂肪的食物组成；同时补充适量优质蛋白质和碳水化合物(最好为全谷类)；增加新鲜蔬菜和水果在膳食中的比重。注意饮食的能量密度(能量密度系指一定体积的食物或膳食所产生的能量)，即选择体积较大而所含能量相对低一些的食物，1g脂肪可以提供9kcal能量，而1g蛋白质或1g碳水化合物只提供4kcal能量。同样重量的煮鸡块要比炸鸡块的能量低得多。蔬菜和水果的体积大而能量密度较低，又富含人体必需的维生素和矿物质，以蔬菜和水果替代部分其他食物能给人以饱腹感而不致摄入过多能量。在平衡膳食中，蛋白质、碳水化合物和脂肪提供的能量比，应分别占总能量的15%~20%、60%~65%和25%左右。

不要单纯采取限制谷类主食摄入量来降低每日总能量摄入。谷类中的淀粉是复杂的碳水化合物，有维持血糖水平的作用，避免进食后血糖升高太快，也不会很快出现低血糖。低血糖会导致饥饿感而使进食的食物量加大。选择适度的谷类食物，其中含有的膳食纤维对降低血脂和预防癌症也有一定好处。减少总的食物摄取量时，应当以限制和减少脂肪摄入量为主,不要减少谷类食物占食物总量的比例。血脂异常者应限制摄入富含饱和脂肪和胆固醇的食物(如肥肉、内脏、蛋黄)。适当注意选择一些富含优质蛋白质(如瘦肉、鱼和豆类)的食物。优质蛋白质含必需氨基酸较多,适量优质蛋白质可以与谷类等植物蛋白质的氨基酸起互补作用,提高植物蛋白质的营养价值。在能量负平衡时,摄入足够蛋白质可以减少人体肌肉等瘦组织中的蛋白质被动员作为能量而被消耗。

5.3.2.2 身体活动指导

高危人群的体重或腰围虽然没有达到肥胖的程度,但也已经超过正常水平。在进行膳食指导的同时,必须对其身体活动状况进行评估,从而确定增加身体活动的种类和强度,制定体重控制的短期和长期目标。

高危人群定期进行适量身体活动有助于预防和改善体重,并能促进精神健康、提高生活质量和幸福感。增加身体活动与适当控制膳食总能量、减少饱和脂肪酸摄入量相结合,促进能量负平衡,是全球公认的体重控制方法。进行中等强度身体活动时,应根据个人的健康状况和能力,对活动的方式、时间、强度、频率以及活动总量等进行详细地指导服务。

对高危人群在进行身体活动指导过程中,首先要让其了解运动对健康的益处,提高身体活动意识,培养运动习惯。了解和掌握全民健身、身体活动相关知识,将身体活动融入日常生活中,掌握运动技能,少静多动,减少久坐,保持健康体重,避免运动风险。

其次,参加活动前需了解患病史及家族病史,评估身体状态,制定运动方案,同时兼顾耐力训练和力量训练。选择适合自己的运动方式、强度和运动量,减少运动风险。鼓励每周进行 3 次以上、每次 30 分钟以上中等强度运动,或者累计 150 分钟中等强度或 75 分钟高强度身体活动。日常生活中要尽量多动,达到每天 6 000~10 000 步的身体活动量。

5.3.3 肥胖者的干预

对 BMI 或腰围达到肥胖标准的个体,在预防体重增长的基础上,最好在 6 个月内使其体重降低 5%~10%。若要达到干预目的,需要进一步强化个体干预措施,加强对肥胖者膳食摄入能量的控制,增加更多的身体活动。对肥胖者的膳食和身体活动进行详细评估,确定导致肥胖的关键因素。制定有针对性的综合减重措施,通过自我监测体重,给予膳食和身体活动的个性化指导,使其对生活方式中的不良行为进行矫正。通过健康教育提高患者对肥胖可能进一步加重疾病风险的认识,并努力提高患者控制体重的信心。

实施强化个体干预措施的同时,要使肥胖者意识到体重降低会对健康有极大好处。使其了解到,短期内过度限食可能会见到一些暂时效果,但如果不长期坚持减少膳食中的能量,不积极参加身体活动,很难保证体重维持在已降低的水平。个别肥胖者的体重反而会进一步增长,甚至超过减重前的原始水平。减肥反复失败会使肥胖者失去信心。可组织座谈会交流减肥或控制体重的经验,举办讲座,讲解肥胖可能带来的危害及预防的方法;争取家人配合,创造减肥氛围;在医疗机构的配合下,监测肥胖相关危险因素;引导重点对象做好膳食、身体活动及体重变化等自我监测记录和减重计划的综合干预,并定期随访。

要使肥胖者提高身体活动量,就需要提高其对身体活动以及与健康关系的认识,需要使其对进行的身体活动产生兴趣。只有身体活动的内容和方式可行,才能够持之以恒。

5.3.3.1 个性化膳食干预

建议采用低能量膳食的方法,使体重逐渐缓慢降低,达到目标水平。每天膳食中的能量比原来日常水平减少约 1/3,是每周体重减少 0.5kg 的一个重要步骤。低能量膳食一般设计为女性 1 000~1 200kcal/d、男性 1 200~1 600kcal/d,或比原来习惯摄入的能量低 300~500kcal。当降低饮食能量时,为避免因食物减少引起维生素和矿物质不足,应适量摄入富含维生素 A、维生素 B_2、维生素 B_6、维生素 C 和锌、铁、钙等营养素的蔬菜水果。可以按照推荐的每日营养素摄入量设计添加混合营养素补充剂。一些临床观察结果发现,采用上述低能量膳食 1 年后降低体重的效果,与采用极低能量膳食的效果一样好,甚至更好。

针对个人膳食特点制定适合个体的低能量膳食可使减重的成功率更高。进行低能量膳食干预过程中需要进行营养教育,帮助肥胖者调整低能量膳食的内容。了解不同食物所包含的能量差别。蔬菜、水果和粗加工谷类食物的能量密度低,是维生素、矿物质和膳食纤维的良好来源,有助于产生饱腹感,有利于降低体重。燕麦、豆类和许多蔬菜和水果中所含的可溶性纤维对健康有更多的益处。注意识别食品的营养标签以判断其提供的能量和脂肪。养成爱好低能量食物的习惯,制备食物时避免加入高脂肪食物,并尽量减少每份食物的量。水分摄入要适量,不要过多。应限制饮酒,因每克酒精可提供 7kcal 能量。设计中低能量食谱时可以根据不同的能量水平,选择相应的食物,具体食物及其营养素和能量数据可参见附录 V 中附表 3 和附表 4。避免用极低能量膳食(即总能量摄入低于 800kcal/d 的膳食),如有需要,应在医护人员的严密观察下进行。

5.3.3.2 个性化身体活动干预

采用控制饮食和增加身体活动相结合的方法,使每天摄入的能量降低,消耗的能量增加,形成能量负平衡,即能量消耗总量大于摄入总量,两者的差值称为"亏空能量"。亏空能量的 50%(40%~60%)通过增加身体活动的能量消耗来实现,其他可通过减少饮食总能量和减少脂肪摄入量来完成。每天身体活动的量和持续时间应按减轻体重的多少进行合理安排。

中等强度的身体活动有利于减轻体重,特别是减少体内脂肪含量。肥胖人群干预希望通过身体活动尽可能多地增加能量消耗。一般中等强度身体活动,男性、女性能量消耗分别为 4.8~7.0kcal/min 和 3.3~5.1kcal/min,低强度活动则分别是 1.9~4.6kcal/min 和 1.4~3.2kcal/min。通过心率区分时,中等强度身体活动时的心率为 100~120 次 /min,低强度活动时则为 80~100 次 /min。

强化肥胖者的个体干预措施,则需要比其他人群增加更多的身体活动时间。如希望在 1 个月内减体重 4kg,即每周计划减体重 1kg,则需要每天亏空能量约 1 100kcal,其中通过运动增加消耗 550kcal,每天需要增加中等强度身体活动 2h,或低强度身体活动 3~4h。

如计划在 1 个月内减体重 3kg,即每周需减体重 0.75kg,则每天需要亏空能量约 800kcal,其中通过运动增加消耗 400kcal,每天需要增加中等强度身体活动 1.5~2h,或低强度身体活动 2.5~3.5h。

如计划在 1 个月内减体重 2kg,即每周减体重 0.5kg,则每天需要亏空能量约 550kcal,其中通过身体活动增加消耗 300kcal,每天需要增加中等强度身体活动 1~1.5h,或低强度身体活动 2~3h。

如计划在 1 个月内减体重 1kg,即每周减体重 0.25kg,则每天需要亏空能量约 270kcal,其中通过身体活动增加消耗 150kcal,每天至少增加中等强度身体活动 1h,或低强度身体活动约 2h。

身体活动干预需要根据个人的健康状况、日常生活和运动技能等条件,选择具体的活动项目和持续时间以及活动的频率和强度。附录Ⅵ举例说明肥胖者通过中等强度身体活动进行体重控制的计划和安排。附录Ⅵ附表 5 提供了多种运动和身体活动项目的能量消耗。进行身体活动时的注意事项见附录Ⅵ。

5.4 特殊人群的干预

5.4.1 孕妇、乳母和更年期女性

孕妇预防超重和肥胖要在孕前和孕期进行体重控制。若母亲孕前超重,其分娩大于胎龄儿的风险增加 53%;体重超重的孕妇患妊娠糖尿病的风险增加 2 倍;孕前和孕期超重均可增加巨大儿(出生体重 >4kg)的发生风险。因此,预防孕前和孕期女性超重和肥胖成为全生命周期防控肥胖的重要环节。

对育龄女性的体重干预策略是在备孕期通过平衡膳食和增加身体活动的方式控制备孕女性的体重,超重和肥胖者应减轻体重;其次是在孕期及时监测孕妇的体重增长,在保证均

衡营养的前提下适宜增重,预防微量营养素缺乏,预防体重增长速度过快。

哺乳期女性坚持母乳喂养和增加身体活动可以促进体内脂肪的消耗。产褥期的前 6 周通过保健操进行锻炼,6 周后进行散步、慢跑等有氧运动,对乳母体重的恢复具有良好的作用。开始运动时可根据个体的状况,每天活动 15 分钟,然后逐渐增加活动时间,每周坚持 4~5 次,形成规律性锻炼。

女性进入中年以后,往往由于生活环境、内分泌发生变化(如更年期后雌激素分泌减少),体脂蓄积增加而发胖。调查发现,我国一些大城市中年女性(45~59 岁)的超重率高达 40%。肥胖女性中骨关节病和胆囊疾病的患病率较高,在反复减重和减重后体重反弹者中更为常见,应引起注意。更年期女性的体重控制关键是积极应对生活环境的变化,调整心态,除了注意膳食营养素的平衡,还要积极参加社会活动,增加身体活动。更年期女性的体重控制目的是预防体内脂肪的增加。

5.4.2 老年人

对老年人不必过分强调减重,应以减少体内脂肪为主。如果老年人没有刻意限食而体重仍继续下降,则应警惕有无潜在的其他慢性病。

老年人(主要指 65 岁及以上者)如果要进行减重,应对其健康情况(包括体检和实验室检查)有较全面的了解,减重措施应当个体化,着重针对产生肥胖的可能原因和存在的并发症。在设计老年人的减重方案时,应考虑超重和肥胖可能使老年人心血管疾病和糖尿病的发病风险增加,肥胖引起的骨关节病使其关节活动功能受限等问题;应全面评估其相关慢性病的危险因素,衡量减重措施的利和弊,并评价减重是否能改善其机体的功能或减少其疾病的危险因素。针对个体设计营养和运动方案可以预防因减重可能造成的机体损害。

5.5 超重和肥胖防治流程

根据 BMI、腰围的筛查标准,对个体 / 人群的超重和肥胖水平进行分类,针对不同水平的个体 / 人群进行分类管理,制定不同的防治措施,具体流程见图 1。

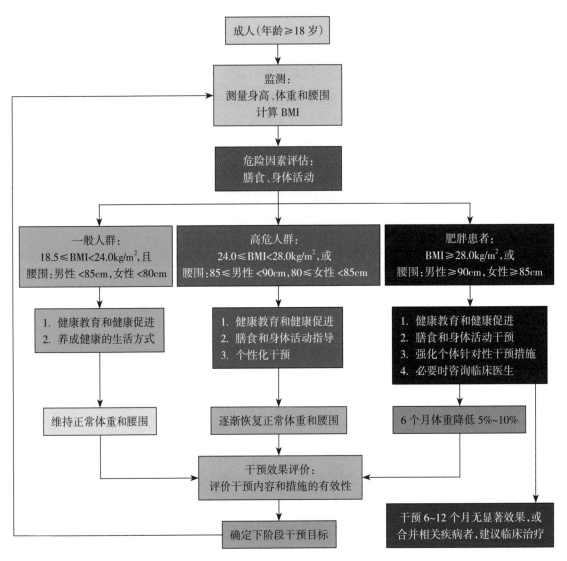

图 1　超重和肥胖防治流程

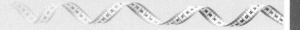

附 录

| 身高和体重的测量

身高和体重的测量参考中华人民共和国卫生行业标准《人群健康监测人体测量方法》（WS/T 424—2013）。

身高测量：采用立柱式身高计，分度值0.1cm，有抵墙装置。滑测板应与立柱垂直，滑动自如。被测量者取立正姿势，站在踏板上，挺胸收腹，两臂自然下垂，脚跟靠拢，脚尖分开约60°，双膝并拢挺直，两眼平视正前方，眼眶下缘与耳廓上缘保持在同一水平。脚跟、臀部和两肩胛角间三个点同时接触立柱，头部保持正立位置。测量者手扶滑测板轻轻向下滑动，直到底面与头颅顶点相接触，此时观察被测量者姿势是否正确，确认姿势正确后读数。读数时测量者的眼睛与滑测板底面在同一个水平面上，读取滑测板底面对应立柱所示数值，以cm为单位，精确到0.1cm。

体重测量：测量应在清晨、空腹、排泄完毕的状态下进行。采用经计量认证的体重秤，分度值≤0.1kg。使用前体重秤以20kg标准砝码为参考物校准体重秤，误差不得超过 ±0.1kg，测量时将体重秤放置平稳并调零。测量时被测者平静站立于体重秤踏板中央，两腿均匀负重，免冠、赤足、穿贴身内衣裤。准确记录体重秤读数，精确到0.1kg。

体质指数（BMI）的计算：目前判断超重和肥胖常用的简单方法是世界卫生组织（WHO）推荐的体质指数（BMI）。BMI最常用于估计成人的低体重和超重。在流行病学调查中及临床上，已有大量证据表明用BMI较单用体重更能准确反映体脂的蓄积情况。

体质指数（BMI，kg/m^2）= 个体的体重（kg）÷ 身高（m）的平方。

Ⅱ 腰围的测量方法

腰围的测量参考中华人民共和国卫生行业标准《人群健康监测人体测量方法》（WS/T 424—2013）。

以双侧腋中线肋弓下缘和髂嵴连线中点位置为测量平面，12岁以下儿童以脐上2cm为测量平面。测量时被测者取站立位，两眼平视前方，自然均匀呼吸，腹部放松，两臂自然下垂，双足并拢（两腿均匀负重），充分裸露肋弓下缘与髂嵴之间测量部位，在双侧腋中线肋弓下缘和髂嵴连线中点处做标记。将软尺轻轻贴住皮肤，经过双侧标记点，围绕身体一周，平静呼气末读数。测量结果以cm为单位，精确到0.1cm。重复测量一次，两次测量的差值不得超过1cm，取两次测量的平均值。

Ⅲ BMI判定成人超重和肥胖的国际标准

WHO对肥胖和超重的划分主要是根据西方正常人群的BMI分布，以及BMI与心血管疾病发病率和死亡率的关系建立的。

附表1 WHO对成人BMI的划分

分类	BMI/（$kg \cdot m^{-2}$）	并发症危险性
低体重（营养不足）	<18.5	低（但其他临床问题增加）
正常范围	18.5~24.9	平均范围
肥胖前状态	25.0~29.9	增加
一级肥胖	30.0~34.9	中等严重
二级肥胖	35.0~39.9	严重
三级肥胖	≥40.0	极严重

附表 2　亚洲成人不同 BMI 和腰围水平与相关疾病的危险性

分类	BMI /(kg·m⁻²)	相关疾病危险性	
		腰围 /cm 男性 <90,女性 <80	腰围 /cm 男性 ≥90,女性 ≥80
体重过低	<18.5	低(但其他疾病危险性增加)	平均水平
正常范围	18.5~22.9	平均水平	增加
肥胖前期	23.0~24.9	增加	中度增加
一级肥胖	25.0~29.9	中度增加	严重增加
二级肥胖	≥30.0	严重增加	非常严重增加

Ⅳ　不同身高和体重者的 BMI 值及超重和肥胖分类图(按我国的推荐标准)

不同身高和体重者的 BMI 值及超重和肥胖分类见附图 1。

体重(千克)

身高/米	50	52	54	56	58	60	62	64	66	68	70	72	74	76	78	80	82	84	86	88	90
1.3	29.6	30.8	32.0	33.1	34.3	35.5	36.7	37.9	39.1	40.2	41.4	42.6	43.8	45.0	46.2	47.3	48.5	49.7	50.9	52.1	53.3
1.32	28.7	29.8	31.0	32.1	33.3	34.4	35.6	36.7	37.9	39.0	40.2	41.3	42.5	43.6	44.8	45.9	47.1	48.2	49.4	50.5	51.7
1.34	27.8	29.0	30.1	31.2	32.3	33.4	34.5	35.6	36.8	37.9	39.0	40.1	41.2	42.3	43.4	44.6	45.7	46.8	47.9	49.0	50.1
1.36	27.0	28.1	29.2	30.3	31.4	32.4	33.5	34.6	35.7	36.8	37.8	38.9	40.0	41.1	42.2	43.3	44.3	45.4	46.5	47.6	48.7
1.38	26.3	27.3	28.4	29.4	30.5	31.5	32.6	33.6	34.7	35.7	36.8	37.8	38.9	39.9	41.0	42.0	43.1	44.1	45.2	46.2	47.3
1.4	25.5	26.5	27.6	28.6	29.6	30.6	31.6	32.7	33.7	34.7	35.7	36.7	37.8	38.8	39.8	40.8	41.8	42.9	43.9	44.9	45.9
1.42	24.8	25.8	26.8	27.8	28.8	29.8	30.7	31.7	32.7	33.7	34.7	35.7	36.7	37.7	38.7	39.7	40.7	41.7	42.7	43.6	44.6
1.44	24.1	25.1	26.0	27.0	28.0	28.9	29.9	30.9	31.8	32.8	33.8	34.7	35.7	36.7	37.6	38.6	39.5	40.5	41.5	42.4	43.4
1.46	23.5	24.4	25.3	26.3	27.2	28.1	29.1	30.0	31.0	31.9	32.8	33.8	34.7	35.7	36.6	37.5	38.5	39.4	40.3	41.3	42.2
1.48	22.8	23.7	24.7	25.6	26.5	27.4	28.3	29.2	30.1	31.0	32.0	32.9	33.8	34.7	35.6	36.5	37.4	38.3	39.3	40.2	41.1
1.5	22.2	23.1	24.0	24.9	25.8	26.7	27.6	28.4	29.3	30.2	31.1	32.0	32.9	33.8	34.7	35.6	36.4	37.3	38.2	39.1	40.0
1.52	21.6	22.5	23.4	24.2	25.1	26.0	26.8	27.7	28.6	29.4	30.3	31.2	32.0	32.9	33.8	34.6	35.5	36.4	37.2	38.1	39.0
1.54	21.1	21.9	22.8	23.6	24.5	25.3	26.1	27.0	27.8	28.7	29.5	30.4	31.2	32.0	32.9	33.7	34.6	35.4	36.3	37.1	37.9
1.56	20.5	21.4	22.2	23.0	23.8	24.7	25.5	26.3	27.1	27.9	28.8	29.6	30.4	31.2	32.1	32.9	33.7	34.5	35.3	36.2	37.0
1.58	20.0	20.8	21.6	22.4	23.2	24.0	24.8	25.6	26.4	27.2	28.0	28.8	29.6	30.4	31.2	32.0	32.8	33.6	34.4	35.3	36.1
1.6	19.5	20.3	21.1	21.9	22.7	23.4	24.2	25.0	25.8	26.6	27.3	28.1	28.9	29.7	30.5	31.3	32.0	32.8	33.6	34.4	35.2
1.62	19.1	19.8	20.6	21.3	22.1	22.9	23.6	24.4	25.1	25.9	26.7	27.4	28.2	29.0	29.7	30.5	31.2	32.0	32.8	33.5	34.3
1.64	18.6	19.3	20.1	20.8	21.6	22.3	23.1	23.8	24.5	25.3	26.0	26.8	27.5	28.3	29.0	29.7	30.5	31.2	32.0	32.7	33.5
1.66	18.1	18.9	19.6	20.3	21.0	21.8	22.5	23.2	24.0	24.7	25.4	26.1	26.9	27.6	28.3	29.0	29.8	30.5	31.2	31.9	32.7
1.68	17.7	18.4	19.1	19.8	20.5	21.3	22.0	22.7	23.4	24.1	24.8	25.5	26.2	26.9	27.6	28.3	29.1	29.8	30.5	31.2	31.9
1.7	17.3	18.0	18.7	19.4	20.1	20.8	21.5	22.1	22.8	23.5	24.2	24.9	25.6	26.3	27.0	27.7	28.4	29.1	29.8	30.4	31.1
1.72	16.9	17.6	18.3	18.9	19.6	20.3	21.0	21.6	22.3	23.0	23.7	24.3	25.0	25.7	26.4	27.0	27.7	28.4	29.1	29.7	30.4
1.74	16.5	17.2	17.8	18.5	19.2	19.8	20.5	21.1	21.8	22.5	23.1	23.8	24.4	25.1	25.8	26.4	27.1	27.7	28.4	29.1	29.7
1.76	16.1	16.8	17.4	18.1	18.7	19.4	20.0	20.7	21.3	21.9	22.6	23.2	23.9	24.5	25.2	25.8	26.5	27.1	27.8	28.4	29.1
1.78	15.8	16.4	17.0	17.7	18.3	18.9	19.6	20.2	20.8	21.5	22.1	22.7	23.4	24.0	24.6	25.2	25.9	26.5	27.1	27.8	28.4
1.8	15.4	16.0	16.7	17.3	17.9	18.5	19.1	19.8	20.4	21.0	21.6	22.2	22.8	23.5	24.1	24.7	25.3	25.9	26.5	27.2	27.8
1.82	15.1	15.7	16.3	16.9	17.5	18.1	18.7	19.3	19.9	20.5	21.1	21.7	22.3	22.9	23.5	24.2	24.8	25.4	26.0	26.6	27.2
1.84	14.8	15.4	15.9	16.5	17.1	17.7	18.3	18.9	19.5	20.1	20.7	21.3	21.9	22.4	23.0	23.6	24.2	24.8	25.4	26.0	26.6
1.86	14.5	15.0	15.6	16.2	16.8	17.3	17.9	18.5	19.1	19.7	20.2	20.8	21.4	22.0	22.5	23.1	23.7	24.3	24.9	25.4	26.0
1.88	14.1	14.7	15.3	15.8	16.4	17.0	17.5	18.1	18.7	19.2	19.8	20.4	20.9	21.5	22.1	22.6	23.2	23.8	24.3	24.9	25.5
1.9	13.9	14.4	15.0	15.5	16.1	16.6	17.2	17.7	18.3	18.8	19.4	19.9	20.5	21.1	21.6	22.2	22.7	23.3	23.8	24.4	24.9

肥胖　超重

体重过低　体重正常

附图 1　不同身高和体重者的 BMI 值及超重和肥胖分类

Ⅴ 膳食干预

Ⅴ.1 低能量膳食

为了便于设计不同能量水平的食谱,附表3提供了各能量水平下可供选择的各类食物、参考用量以及营养素含量。

附表3 设计低能量膳食时选择各类食物的参考量及其可提供的主要营养素含量

能量 /kcal	食物量 /g								主要营养素含量 /g		
	谷类	肉/鱼/禽	蛋类	豆腐干*	蔬菜	水果	牛乳	植物油	蛋白质	脂肪	碳水化合物
1 100	150	70	40	40	400	100	250	10	54.0	40	149
1 300	200	80	50	50	400	100	250	14	64.4	48	187
1 500	240	90	50	60	400	100	250	16	72.4	53	217
1 700	280	90	50	60	500	100	250	18	77.8	55	250
1 900	320	90	50	60	500	100	250	20	82.2	58	280
2 000	350	90	50	60	500	100	250	20	85.5	59	302

*其他豆制品按水分含量折算,如豆腐干 50g= 素什锦 50g= 北豆腐 65g= 南豆腐 120g。

Ⅴ.2 几种主要食物类的能量和产能营养素

食物中产生能量的营养素有脂肪、蛋白质和碳水化合物。每克脂肪可产生 9kcal 能量,每克蛋白质和碳水化合物分别可产生 4kcal 能量。几种主要食物的能量和产能营养素见附表4。

附表4 几种主要食物的能量和产能营养素(每 100 克可食部)

	能量 /kcal	蛋白质 /g	脂肪 /g	碳水化合物 /g
谷类	341	9.3	1.2	73.0
稻米	338	7.4	0.8	75.0
小麦粉	34	11.2	1.5	71.0
肉、鱼类	126	19.1	5.2	0.8
瘦猪肉	143	20.3	6.2	1.5
瘦牛肉	106	20.2	2.3	1.2
瘦羊肉	118	20.5	3.9	0.2
鲤鱼	109	17.6	4.1	0.5

	能量 /kcal	蛋白质 /g	脂肪 /g	碳水化合物 /g
鸡肉	167	19.3	9.4	1.3
蛋类	146	12.7	10.0	1.4
豆腐干 *	121	16.2	3.6	6.0
蔬菜	23	1.4	0.5	3.0
芹菜	20	1.2	0.2	3.0
油菜	23	1.8	0.5	3.0
圆白菜	27	0.5	1.2	4.0
菜花	23	2.1	0.2	3.0
水果	44	0.4	0.1	10.0
苹果	50	0.2	0.1	12.0
梨	42	0.2	0.1	10.0
柑橘	39	0.7	0.1	9.0
牛乳	55	3	3.2	3.0

* 其他豆制品按水分含量折算,如豆腐干 50g= 素什锦 50g= 北豆腐 65g= 南豆腐 120g。

VI 身体活动

不同强度的身体活动都能增加能量消耗。在超重和肥胖的预防和控制过程中,应充分利用日常生活、工作、出行和家务劳动等机会增加运动。提倡至少包括中等强度的有氧运动和抗阻力肌肉训练(附表 5)。

附表 5 各种身体活动或运动 30 分钟的能量消耗

运动项目	活动 30 分钟的能量消耗 /kcal
静坐、看电视、看书、聊天、写字、玩牌	30~40
轻家务活动:编织、缝纫、清洗餐桌、清扫房间、和孩子玩(坐位)	40~70
散步(速度 1 609m/h)、跳舞(慢速)、体操、骑车(速度 8.5km/h)、和孩子玩(站立位)	100
步行上学或上班、乒乓球、游泳(速度 20m/min)、骑车(速度 10km/h)	120
快步走,速度 1 000~1 200m/10min	175
羽毛球、排球(中等)、太极拳、和孩子玩(走、跑)	150
擦地板、快速跳舞、网球(中等强度)、骑车(速度 15km/h)	180
网球、爬山(50° 坡度)、一般慢跑、羽毛球比赛、滑冰(中等)	200
一般跑步、跳绳(中速)、仰卧起坐、游泳、骑车(速度 19~22km/h)、山地骑车	200~250
上楼、游泳(速度 50m/min)、骑车(速度 22~26km/h)、跑步(速度 160m/min)	300

VI.1　运动形式

身体活动可以采用有氧运动训练和肌肉力量运动方式进行。在减低体重过程中,有氧运动有助于增加能量消耗、改善心肺功能、促进体内脂肪分解。肌肉力量锻炼可以避免或减少肌肉和骨骼等瘦体重成分的丢失。结合两种方式的运动可以更好地管理体重。

制定个体化运动目标是减控体重的有效途径。单纯性肥胖患者,身体活动至少要达到一般成人的推荐量。控制体重要进行每周 150min 中等强度身体活动或 75min 高强度身体活动,或二者的结合。在减体重期间,应有更大的运动量,如每周 300min 中等强度身体活动或 150min 高强度身体活动,或二者的结合。此外,为了减少减体重期间瘦体重的丢失,每周应至少进行 2~3 次肌肉力量训练。

VI.2　有氧训练

有氧运动(aerobics activity)通常指躯干、四肢等大肌肉群参与为主的,有节律、时间较长、能够维持在一个稳定状态的身体活动(如长跑、步行、骑车、游泳等)。运动过程中以有氧代谢为主要供能途径,也叫耐力运动。它有助于增进心肺功能、降低血压和血糖、增加胰岛素的敏感性、改善血脂和内分泌系统的调节功能,能提高骨密度、减少体内脂肪蓄积、控制不健康的体重增加。如以 4km/h 的中等速度步行、12km/h 的速度骑自行车等均属于有氧运动。

VI.3　抗阻力训练

抗阻力训练(resistance training)是通过肌肉对抗阻力以提高肌肉力量和耐力的一种运动形式,也叫力量训练。力量训练可以使用器械也可以使用简便的弹力带、小哑铃等进行练习,都可以达到一定的肌肉训练效果。

以体重管理为目的的抗阻训练,至少达到每周对每一部位大肌群(胸部、肩臂部、上背部、下背部、腹部、臀部和下肢)训练 2~3 天,同一肌群的练习时间应至少间隔 48h。在每次训练时,每一个肌群练习 2~4 组,每组 8~12 次,组间休息时间为 2~3min。多组锻炼与较少组数锻炼相比效果更好,特别是对于初学者,即便只做 1 组也可以提高肌肉力量。

在进行力量训练时要按照动作规范来完成,包括采取正确的姿势、缓慢而有控制的动作、注意力集中、在全关节活动范围内活动肢体,并且采用正确的呼吸方法(即向心阶段呼气、离心阶段吸气并且避免憋气的 Valsalva 动作),不建议初学者和一般健身者在没有训练基础的情况下进行过度的力量训练。

VII 超重和肥胖的治疗

VII.1 药物治疗

大多数肥胖患者认识到肥胖对健康的危害后,在医疗卫生人员的指导下控制饮食量、减少脂肪摄入,并增加身体活动,常可使体重显著减轻。但由于各种原因体重仍然不能减低者,或行为疗法效果欠佳者,应咨询医生,可考虑用药物辅助减重。如果有的肥胖患者因担心增加身体活动可能加重原有疾病或使病情出现新的变化,也有必要采用药物辅助减重。

VII.1.1 适应证

1. 食欲旺盛,餐前饥饿难忍,每餐进食量较多。

2. 长期重度肥胖,BMI ≥ 35kg/m²,合并高血糖、高血压、血脂异常和脂肪肝。

3. 合并负重关节疼痛。

4. 引起呼吸困难或有阻塞性睡眠呼吸暂停综合征。

5. 经过 6 个月单纯控制饮食和增加身体活动仍不能减重 5%,甚至体重仍有上升趋势者,可考虑短期内使用药物辅助治疗。

VII.1.2 设定药物减重目标

1. 比原体重减轻 5%~10%,最好能逐步接近理想体重。

2. 使与肥胖相关症状有所缓解,使降压、降糖、降脂药物能更好地发挥作用。

VII.1.3 药物种类和作用

肥胖的病因可能因人而异,不同患者对药物的反应也可能不同。低危的肥胖者应首选膳食、身体活动和生活方式指导。药物治疗仅适用于重度肥胖患者,而不应该用于以美容的目的者。如果在用药物减重治疗的最初 6 个月内有效,可以考虑继续使用。但必需注意,药物只是全面治疗计划中的一个部分,只有在前述改善饮食结构和增加身体活动的基础上用药物辅助减重才能收到较好效果。药物能辅助肥胖患者更好地依从膳食治疗和运动疗法的方案。

(1)中枢性作用减重药,其主要作用为抑制中枢对 5- 羟色胺和去甲肾上腺素的再摄取,抑制 5- 羟色胺的再摄取可增加饱腹感。该类药物可引起不同程度的口干、失眠、乏力、便秘、月经紊乱、心率增快和血压升高。老年人,尤其合并高血压或糖尿病的老年患者应慎用,因为便秘可诱发眼底出血、心肌梗死。高血压、冠心病、充血性心力衰竭、心律不齐或脑卒中患者不能用。血压偏高者应先采取有效降压措施后方可使用,而有效减重有助于降低血压。

(2)肠道胰脂肪酶的选择性抑制剂,其不抑制食欲而是阻断进食的脂肪在肠内吸收,摄入的脂肪中约有 1/3 因不能被吸收而从肠道排出,从而达到减重目的。该类药物最常见的反应是使大便量和油脂排出量增加。副作用为有时会因肛门排气带出脂便而污染内裤或排便较急。排便次数增加对某些职业(如司机)可能造成不方便。由于脂肪吸收减少,是否影响脂溶性维生素吸收的问题值得关注。

为了避免发生不良后果,最好不要在药店随意买减重药,服用中枢性作用减重药者尤应谨慎。中枢性药物治疗一定要在医生的指导下进行,医生可根据患者的肥胖程度和已存在的并发症及各种危险因素程度制定合理的治疗方案,并对患者加强随访,检查和监测血压、心率及各项相关因素指标的变化。对使用中枢性减肥药患者的随访,起初每 2~4 周一次,3 个月以后可以改为每月一次。

VII.2　外科手术治疗

手术治疗仅适用于极度肥胖或有严重肥胖并发症的患者。BMI≥40kg/m² 的极度肥胖患者,或者因肥胖引起心肺功能不全等而使用其他减肥治疗方法长期无效的患者,经过慎重选择才可以考虑以外科手术作为辅助治疗的方法,包括胃肠道手术和局部去脂术。减少内源性物质的分泌以减少对摄入食物中的营养物质的吸收;或者通过减少胃容量、增加饱腹感,以预防一次性食物摄入量过多。这些手术后容易出现各种并发症,包括进食后呕吐、手术后伤口感染、吻合口开裂、吻合口瘘、褥疮、肠梗阻、肺栓塞、血栓形成等。由于营养物质主要在小肠吸收,切除小肠必然会引起各种吸收障碍和代谢紊乱。术后的长期并发症包括消化不良、脂肪泻、肝脏疾病、胆石症、水与电解质紊乱、低血钾、低血钙、维生素(维生素 A、维生素 B、维生素 D 和叶酸等)缺乏、微量元素(铁、锌)缺乏和泌尿系结石等。

有些肥胖患者常常为局部脂肪过多而发愁,如在腹部、髂腰部、臀部、下颌部和颈部堆积的脂肪,不仅外观不美,而且影响健康和行动。局部去脂术包括脂肪抽吸术和皮下脂肪切除术。这些方法只能去除皮下脂肪,对腹腔内和脏器周围的脂肪组织无能为力,因而往往只是暂时满足患者对外表的美容要求,对肥胖所造成的健康危害作用较小。吸脂后过一段时间,局部脂肪还容易复原,操作不当时还有引起脂肪栓塞并发症的危险。

无论是胃肠道手术还是局部去脂术,都需在正规医疗机构中进行,不是任何医院或者任何医生都能做这种手术。对大多数肥胖患者应当反对其进行手术治疗,尤其应反对没有适应证而盲目进行手术治疗,合理饮食和运动加上规范的药物治疗仍然是最佳的选择和基本原则。

参考文献

［1］陈春明.肥胖防治刻不容缓［J］.中华预防医学杂志,2001,35(5):1-3.

［2］SHILS M E,OLSON J A,SHIKE M,et al. Modern Nutrition in Health and Diseases［M］.9th edition. Baltimore:Williams and Wilkins Press,1999.

［3］中华人民共和国国家卫生和计划生育委员会.人群健康监测人体测量方法:WS/T 424—2013［S］. 北京:中国标准出版社,2013.

［4］DONNELLY J E,BLAIR D N,JAKICIC J M,et al. American College of Sports Medicine Position Stand. Appropriate physical activity intervention strategies for weight loss and prevension of weight regain for adults［J］. Med Sci Sports Exerc,2009,41(2):459-471.

［5］WORLD HEALTH ORGANIZATION. Physical status:the use and interpretation of anthropometry: Report of a WHO Expert Committee［J］. World Health Organ Tech Rep Ser,1995(854):1-452.

［6］中国肥胖问题工作组数据汇总分析协作组.我国成人体质指数和腰围对相关疾病危险因素异常 的预测价值:适宜体质指数和腰围切点的研究［J］.中华流行病学杂志,2002,23(1):5-10.

［7］王陇德.2002综合报告中国居民营养与健康状况调查报告之一［M］.北京:人民卫生出版社, 2005.

［8］WORLD HEALTH ORGANIZATION. Obesity:Preventing and managing the global epidemic:Report of a WHO Consultation［R］. World Health Organization,2000.

［9］WORLD HEALTH ORGANIZATION.肥胖的防治:世界卫生组织咨询会报告［M］.牛胜田,崔彦红, 高凌,等,译.北京:人民卫生出版社,2001.

［10］国际生命科学学会中国办事处中国肥胖问题工作组．中国成人体质指数分类的推荐意见简介［J］．中华预防医学杂志，2001，35（5）：349-350．

［11］VIVIEN C. WHO reassesses appropriate body-mass index for Asian population［J］．Lancet，2002，360（9328）：235．

［12］中华人民共和国国家卫生和计划生育委员会．成人体重判定：WS/T 428—2013［S］．北京：中国标准出版社，2013．

［13］赵连成，武阳丰，周北凡，等．体质指数与冠心病、脑卒中发病的前瞻性研究［J］．中华心血管病杂志，2002，30（7）：430-433．

［14］王醴湘，樊萌语，余灿清，等．中国成年人体质指数与主要慢性病死亡风险的前瞻性研究［J］．中华流行病学杂志，2017，38（2）：205-211．

［15］李嘉琛，吕筠，高萌，等．中国成年人体质指数和腰围与主要慢性病风险的关联研究［J］．中华流行病学杂志，2019，40（12）：1541-1547．

［16］中国营养学会．中国肥胖预防和控制蓝皮书［M］．北京：北京大学医学出版社，2019．

［17］MARIE N G，TOM F，MARGARET R，et al. Global，regional，and national prevalence of overweight and obesity in children and adults during 1980-2013：a systematic analysis for the Global Burden of Disease Study 2013［J］．Lancet，2014，384（9945）：766-781．

［18］NCHS，CDC. Prevalence of overweight and obesity among adults：United States，1999［R/OL］．CDC，2001．

［19］CRAIG M，HALES M D，MARGARET D，et al. Prevalence of Obesity and Severe Obesity Among Adults：United States，2017—2018［J］．NCHS Data Brief，2020（360）：1-8．

［20］杜树发，翟凤英，葛可佑，等．中国成人体质指数分布状况［J］．卫生研究，2001，30（6）：339-342．

［21］中国预防医学科学院，国家统计局，国家食物与营养监测工作组，等．1998 年度食物营养监测总报告与政策建议［J］．卫生研究，2000；29（5）：258-262．

［22］赵文华，王京钟．中国居民营养与健康状况监测报告（2010-2013）之六人群超重肥胖及十年变化［M］．北京：人民卫生出版社，2020．

［23］BRAY G A，BELLANGER T. Epidemiology，trends，and morbidities of obesity and the metabolic syndrome［J］．Endocrine，2006，29（1）：109-117．

［24］KLEGES R C，KLEGES L M，HADDOCK C K，et al. A longitudinal analysis of the impact of dietary intake and physical activity on weight change in adults［J］．Am J Clin Nutr，1992，55（4）：818-822．

［25］WANG L，JIN G，YU C，et al. Cancer incidence in relation to body fatness among 0.5 million men and women：Findings from the China Kadoorie Biobank［J］．International Journal of Cancer，2020，146（4）：987-998．

［26］PANG Y，HOLMES M V，KARTSONAKI C，et al. Young adulthood and adulthood adiposity in relation to incidence of pancreatic cancer：a prospective study of 0.5 million Chinese adults and a meta-analysis［J］．Journal of epidemiology and community health，2017，71（11）：1059-1067．

［27］PANG Y，KARTSONAKI C，GUO Y，et al. Adiposity and risks of colorectal and small intestine cancer in Chinese adults：a prospective study of 0.5 million people［J］. British journal of cancer，2018，119(2)：248-250.

［28］ PANG Y，KARTSONAKI C，GUO Y，et al. Central adiposity in relation to risk of liver cancer in Chinese adults：A prospective study of 0.5 million people［J］. International journal of cancer，2019，145(5)：1245-1253.

［29］ CHEN Z，IONA A，PARISH S，et al. Adiposity and risk of ischaemic and haemorrhagic stroke in 0.5 million Chinese men and women：a prospective cohort study［J］. The Lancet Global health，2018，6(6)：e630-e640.

［30］ PANG Y，KARTSONAKI C，TURNBULL I，et al. Adiposity in relation to risks of fatty liver，cirrhosis and liver cancer：a prospective study of 0.5 million Chinese adults ［J］. Scientific reports，2019，9(1)：785.

［31］田园，杨淞淳，余灿清，等. 中国成年人中心性肥胖与缺血性心脏病发病风险的前瞻性研究［J］. 中华流行病学杂志，2018，39(9)：1172-1178.

［32］史轶繁. 肥胖临床诊治手册［M］. 上海：上海科学技术出版社，2001.

［33］ NATIONAL INSTITUTES OF HEALTH. National Heart，Lung and Blood Institute in cooperation with the National Institute of Diabetes and Digestive and Kidney Diseases：Clinical guidelines on the identification，evaluation，and treatment of overweight and obesity in adults ［R］. National Institutes of Health，1998.

［34］高萌，魏玉虾，吕筠，等. 中国成年人代谢异常相关的体质指数和腰围切点研究［J］. 中华流行病学杂志，2019，40(12)：1533-1540.

［35］ LI J，ZHU L，WEI Y，et al. Association between adiposity measures and COPD risk in Chinese adults［J］. European Respiratory Journal，2020，55(4)：1901899.

［36］贾丽君，杨华. 脂肪肝与年龄、血脂、血糖的关系［J］. 铁道医学，2000，28(2)：97-98.

［37］ GBD 2019 RISK FACTORS COLLABORATORS. Global burden of 87 risk factors in 204 countries and territories，1990-2019：a systematic analysis for the Global Burden of Disease Study 2019 ［J］. Lancet，2020(396)：1135-1159.

［38］ ZHOU M G，WANG H D，ZENG X Y，et al. Mortality，morbidity，and risk factors in China and its provinces，1990-2017：a systematic analysis for the Global Burden of Disease Study 2017 ［J］. Lancet，2019(394)：1145-1158.

［39］ GOETZEL R Z，GIBSON T B，SHORT M E，et al. A multi-worksite analysis of the relationships among body mass index，medical utilization，and worker productivity［J］. J Occup Environ Med，2010，52(Suppl 1)：52-58.

［40］张娟，施小明，梁晓. 2010 年中国城乡居民超重和肥胖的直接经济负担分析［J］. 中华流行病学杂志，2013，34(6)：598-600.

［41］中华医学会外科学分会内分泌外科学组，中华医学会外科学分会腹腔镜与内镜外科学组，中华医学会外科学分会胃肠外科学组，等. 中国肥胖病外科治疗指南(2007)［J］. 中国实用外科杂志，

2007,27(10):763-765.

［42］中华医学会内分泌学分会肥胖学组.中国成人肥胖症防治专家共识[J].中华内分泌代谢杂志，2011,27(9):711-717.

［43］HILL J O,COMMERFORD R. Physical activity,fat balance,and energy balance［J］. Int J Sport Nutr,1996,6(2):80-92.

［44］MAUGHAN R J. Nutrition in Sport［M］. Oxford:Blackwell Publishing,2000.